艺术治疗

理论、方法和应用

◎杜喆 著

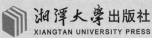
湘潭大学出版社
XIANGTAN UNIVERSITY PRESS

陕西省自然科学基金青年项目（2023-JC-QN-0628）

陕西省教育厅科学研究计划项目一般专项（23JK0513）

目　录 ➤➤

第一章 绪论

第一节 艺术的基本介绍

一、艺术的界定

从社会文化形态上来看，艺术是一种特殊的社会意识形态和特殊的精神生产形态，是通过塑造形象具体地反映社会生活，表现作者思想感情，满足自己对主观缺憾的慰藉需求和情感需求而创造出的一种娱乐文化现象。柏拉图在《智者篇》中说，艺术是"一种为清醒者而制造的人工幻梦"。亚历山大·阿兰德给艺术所下的定义是：一种有着某种形式的游戏，这种形式能够产生美感上成功的转换—表现。所谓游戏可以理解为一种令人愉悦的自我奖赏的活动，而转换—表现则是指艺术通过某种隐喻或象征的陈述、形象与运动，表达着某种现实或感受的东西或意义。这就是说，艺术首先是作者让自己快乐和用来满足的一种游戏方式，既然是游戏，就是虚拟的、扮演的，就是"假的"，作者可以随意凭自己的想象来虚构，在作品中满足自己在现实中未能实现的愿望。正如明代文人李渔的体验："予生忧患之中，处落魄之境，自幼至长，自长至老，总无一刻舒眉。惟于制曲填词之顷，非但郁借以舒，愠为之解，且尝僭作两间最乐之人。未有真境之所为，能出幻境纵横之上者。我欲做官，则顷刻之间便臻荣贵。我欲作人间才子，即为杜甫、李白之后身。我欲娶绝代佳人，即作王嫱、西施之元配。"（《笠翁偶寄》卷二）可见，填词游戏不仅宣泄了作者的压抑情绪，而且可以在精神上弥补现实生活的痛苦。其次，艺术是象征的或隐喻的，而不是直接的表白，这样可以避免直面的尴尬和内心暴露的恐惧。例如，人体艺术以其文雅的审美观照掩饰了裸体暴露的粗俗色情。

从学科的角度来看，艺术是一切艺术种类的总称，是指以不同的形象化手段来反映自然和社会，表现人类情感的人文学科群。一般来说，根据表现手段和方式的不同，艺术可分为：表演艺术（音乐、舞蹈等）、视觉艺术（绘画、摄影等）、造型艺术（雕塑、建筑艺术等）、视听艺术（电影、电视等）、语言艺术（文学等）和综合艺术（戏剧、歌剧等）。艺术也常被分为：静的艺术和动的艺术，前者如人体装饰、绘画和雕塑，后者如歌唱和舞蹈。

二、艺术的起源

艺术是人类历史上最悠久的和分布最广泛的精神文明的重要表现形式，不同的国家和地区，不同的民族和种群往往都有自己传承的艺术文化。人类学研究告诉我们，即使是文明不发达的史前文化和原始部落也有自己传统的艺术活动和艺术形式，原始部落人群的艺术活动甚至比现代文明人还更为兴盛。考古学家可以在许多原始文明的洞穴遗址中发现彩绘的壁画、精致的骨雕与象牙雕刻；在原始土著民族中，人体装饰、绘身和陶瓷纹饰等随处可见，不同的颜色和躯体不同部位的饰物有不同的释义和具有不同的文化功能；音乐和跳舞在原始社会生活中更是不可缺少的普遍活动。

艺术治疗与艺术的起源同步发展，与人类精神表达需求的增长相一致。关于艺术产生的原因，有多种学说的解释。

第一，绘画艺术是人类最早的认知与情感表达方式。人类不仅是唯一需要语言符号的动物，也是唯一借助艺术形式表达认知与情感的高级动物。在许多文明起源地岩石画的考古中可以发现，艺术的起源应该早于文字符号的发明，世界岩石艺术研究的权威，意大利学者埃曼纽·阿纳迪宣称破译了有3万年历史的史前岩石壁画的秘密，并据之得出结论，全球人类最原始的交流使用相同的比喻、逻辑关联和规则，而这种最早的通用语言产生于人类的三大基本关注：食物、性和领土。埃曼纽·阿纳迪比较研究了5个大洲160个国家的岩石艺术，并在他出版的《艺术基本结构》等3部史前研究著作中提出，分布于世界各地的史前岩石艺术存在许多的相似之处，它很可能是一种通用的"原始母语"，是如今所有口头语言的基础。他认为，通过比较分析，分布非洲、欧洲、亚洲、大洋洲和美洲五大洲的早期岩石艺术表现出相同的逻辑结构、联想和象征意义，它是智人思想的镜像。例如，几乎都采用相同的基本色彩，其中又以红色最为普遍，围绕性、食物、领土、人、动物、武器、工具等共同不断重复的主题，而反映植物和风景的题材则非常少见。这些绘画符号大体上可以划分为象形、表意和心理记录三大类。他认为，在世界各地，人的思想在将特定价值与符号联系起来时似乎具有某种共性，三角形和方形，在欧亚和美洲地区通常表示"领土"，至少4个大洲的岩画都出现连续的曲线代表水或者液体，而几乎所有大陆的岩石艺术都用带辐射状线条的圆盘表示太阳。事实上，早期的文字几乎都是象形的，最终，文字符号与绘画图形发展为人类相互补充的两种表达方式。

第二，艺术与人类的社会生活发展同步。存在决定意识，艺术源于生活，但高于生活。艺术是一定社会生活在人们头脑中反映的产物，不同历史时期的社会生活不仅为艺术提供了创作的素材，也刺激了创作的灵感。如果说艺术是某种形式的游戏，那么，游戏就必须依从于某种形式，因此，艺术大多以社会中先前存在的某种形式为根据，例如，没有人能够说出，是弓在先，还是弹拨乐器在先，但是有着弓箭的文化，就总是有弹拨乐器。但从原始人生存需要是第一位的情况来看，弓箭应该是先于弹拨乐器的发明的，并为后者提供了创新的形式。

艺术起源于人民生活的需求和情感表达的需求。人类学家认为，人类运用艺术形式表达自己情感能力的发展与人的情感有向外表现的冲动和倾向有关，如诗歌都发自感情又归于感情；跳舞节奏、模仿、活动和发泄情绪的快感可能是原始舞蹈兴盛的动因。艺术尤其有助于与他人进行非言语的交流，包括增进对异性的吸引和激发激情的需要。艺术也是人类发明最早的养心健身的方法之一。如《吕氏春秋·古乐篇》上记载：传说中的远古部落朱襄氏治理天下的时候，风多而阳气过剩，万物散落解体，果实不成，于是朱襄氏命臣子创造出五弦琴，用来引导阴气，调和阴阳，安定众生；而另一个叫陶唐氏的部落的所在地则阴气过剩，水道壅塞，阳气阻塞不通，百姓精神抑郁，气血不畅，筋骨蜷缩不达，所以百姓又创造出舞蹈而加以宣泄引导。有趣的是中国汉字草"藥"与音乐之"樂"属于同源字，提示古人认识到，音乐与药物治疗疾病殊途同归。

根据原始人类互渗思维的规律，将人面与鱼纹相融合，表明了人想从鱼那里获得旺盛生殖力的愿望；而人首蛇身的伏羲女娲像则是古代人对人兽之间互渗关系的艺术反映。

艺术创作的目的还与教民平好恶、行伦理之德等教化有关，而不只是拿来取乐和游戏，如古人所说："故先王之制礼乐也，非特以欢耳目、极口腹之欲也，将以教民平好恶，行理义也。"（《吕氏春秋·适音篇》）艺术不仅将人区别于动物，而且是人类提升精神品质的社会机制之一，故，儒家一直将"乐"（音乐、诗歌、舞蹈）作为必修的"六艺"之一。艺术还可以增加艺术表现者和提升喜爱之物的价值，通过饰物艺术的创作而提升佩戴者的自尊。

第三，艺术与宗教发展密不可分。艺术起源于生殖崇拜、太阳崇拜、图腾崇拜等，与原始宗教表现出密切的联系。岩画艺术除了反映古代人类的美感冲动之外，还可以表达原始宗教文化的某些理念与仪式。巫歌、原始舞蹈和鬼神塑像等艺术作品都是宗教仪式的一部分。据《圣经》记载，音乐治疗已经被用于情绪调节和治疗精神障碍。通过艺术形式有助于传达神秘的神的意志和表达人对圣灵顶礼膜拜的形象。宗教艺术将神灵的幻影变成一些可看、可听、可触摸的实体之物，增加了对信仰之神的知觉，将原本很小的人心变成一尊尊巨大高耸的神像和教堂。

三、艺术的本质属性

第一，所有艺术都是使用意象的或形象化的语言来进行表达的，如绘画用线条、颜色和构图来表达形象，音乐用声音的强度和音长变化来表达想象，舞蹈是用肢体动作来表达形象，而文学则是用文字来描述形象的。因此，与使用抽象符号来表述逻辑思维的科学不同，艺术是使用形象思维来表述典型的文化形式。

第二，艺术虽源于生活，但高于生活，艺术形象和事件都是"人造的"或虚构的，与真实客观描述现实世界，探索一般抽象共性规律的科学不同，艺术追求典型代表性和不可复制的个性。正如雨果所说："艺术是我，科学是我们。"

第三，艺术的兴趣指向人自己内心所感、所思，一切艺术作品都是作者内心的投射，无论是喜悦幸福，还是悲哀抑郁，艺术的目的在于表达人的真实情感；而科学的兴趣则在于外部的自然界，科学的目的在于认识和征服自然，科学要求摒弃一切主观因素而追求无我的客观性。

第四，与科学研究严格逻辑推理的理性思维相比，艺术需要具有奇特的个性化的丰富想象、联想，甚至幻想。因此，从艺术创作思维的角度来看，古代人的原逻辑思维、儿童的具象思维和精神病患者的联想似乎更具有接近这种奇特思维的气质。

第二节 艺术治疗的基本介绍

一、艺术治疗的界定

艺术治疗就是运用各种艺术形式和手段来表达情感，调节情绪，陶冶性情，提高自我价值感，促进行为改变的心理治疗方法。

艺术心理治疗是艺术和心理治疗相结合的应用技术。美国国家创造性艺术治疗联合会（NCCA-TA）对艺术治疗的理解是：艺术治疗是指在各种医疗、心理治疗、康复、社区或教育情境中，专业人员有意识地运用艺术形式和创作过程对患者或接受者实施干预，以促进健康、交流和表达，以促进当事人改善身体、情绪、认知和社会功能，提高自我觉察力，促进人格转变的一种心理治疗方法。

美国艺术治疗协会（AATA）认为艺术治疗是指在专业的工作关系中，面对疾病、创伤和生活挑战而寻求自我成长的人对艺术所进行的一种特定目的的运用。通过艺术作品的创作及对艺术作品和整个创作过程的反思，提高接受治疗者对自我的觉察力和对别人情感的觉察力，减轻精神症状、心理压力与创伤体验，提高认知能力，并享受艺术创作所带来的快乐体验。美国艺术治疗协会对艺术治疗的这一界定实际上概括了艺术治疗中的两个核心技术要素：一是把艺术的表达作为治疗的工具，以当事人的艺术作品配合联想和解释，帮助当事人发现他自己的内在世界与外在世界的关系；二是利用创作的过程，调和当事人的情绪冲突，升华情感，帮助当事人自我净化、自我完善、自我革新、自我提高。

法国应用心理学中心（PROVAC）认为，艺术治疗是基于身体记忆的艺术表达的方法，但不排斥口头语言，艺术给从事它的人提供了另外一种获得良好人际关系的途径，艺术治疗既要动用个人的创造力，又要发动集体的创造机制。

英国艺术治疗协会（BAAT）认为，艺术治疗是指在受过专业训练的艺术疗法师在场的情况下，当事人运用艺术材料实现自我表达及反思的活动。疗法师的目的不是对当事人从事艺术活动中所呈现的意象做审美或诊断性的评价，而仅在于在一个安全的氛围中借助艺术材料促成当事人心灵上的某种转变。

比较以上关于艺术治疗的不同理解，可见各自只是分别强调了艺术治疗的不同侧面。有的偏向于艺术活动的过程，而并不强调疗法师的艺术家身份和专业技艺；有的则主要强调良好的治疗关系，以及身体活动或表现在艺术治疗中的重要性；有的更关注疗法师的艺术创作资格和专业能力，以及他们对艺术题材和作品的处理方式；有的则强调艺术治疗的创造性和表达性要素，而不在于作品本身。综上所述，可以发现艺术治疗至少包括如下要素：艺术表现的媒材、治疗关系、创作过程、作品和身体活动等。艺术治疗活动提供了非语言的表达及沟通机会。

二、艺术治疗的特点与功能

与其他心理评估与心理治疗技术相比，艺术心理评估与艺术治疗具有显著的特点和功能，而这些特点与艺术形象思维等一般性质密切相关。

第一，有助于对潜意识的了解与揭示。艺术创作或表演过程中当事人总是运用意象、想象和直觉作为思考的方式，而当事人并没有清晰地意识到在这一过程中会无意地投射出自己的内心世界，从而艺术能较好地投射出曾被当事人压抑的潜意识内容，有助于心理医生对当事人潜意识中的情结和心理创伤、掩饰的观念进行分析。因而，艺术评估与艺术治疗有助于作为精神分析的途径和工具。弗洛伊德和荣格既十分重视利用绘画和小说等艺术材料来研究历史人物和事件中的潜意识问题，也注重在临床上利用艺术手段来协助分析患者的潜意识问题。

第二，艺术是一种情绪化语言。艺术既表现作者的情绪情感，也能感染读者或观众的情绪情感。《礼记·乐记》中说："诗，言其志也；歌，咏其声也；舞，动其容也。三者本于心，然后乐器从之。是故情深而文明，气盛而化神。和顺积中而英华发外，唯乐不可以为伪。"感情活动于心中，而体现在声音之上。如音乐、鲜艳的色彩、优美的舞蹈首先触动的是人的情绪情感，而不是认知层面。可以说，情绪情感的力量是本能的和无比强大的，甚至是不可抗拒的。例如，在强迫症、焦虑症和抑郁症等病例中，我们实际上看到的是患者为一种莫名其妙的情绪所左右而不能自已，此时，他们并非不知道应该如何合理行为，而是无法摆脱一种来自潜意识的强大力量的控制，奇怪的是，当事人还往往无法用语言清晰地表达这种内心的恐惧、烦恼，出现述情障碍。艺术正好为患者表达这种不可不言而无法言说的东西提供了一种途径和方法。

艺术比言语影响情绪情感的形式更为巧妙。人们将红、橙、黄称之为暖色，将蓝、黑、绿称之为冷色，说明不同的颜色可引发不同的感知觉；将红色称为喜庆色，将白色、黑色用于悲哀场合，说明不同的颜色也引发不同的情绪情感。

第三，艺术评估与艺术治疗的目的藏而不露。治疗过程潜移默化，治疗手段温文尔雅，艺术治疗操作性强，参与性、娱乐性和趣味性浓，当事人容易投入创作或表演中去，容易组建同质的会心团体，防卫心理较弱，对接受评估和治疗的阻抗和掩饰性相对较小，艺术作品可以成为咨访双方交流沟通的媒介，有助于促进良好咨询关系的建立。

第四，艺术创作使用线条、颜色和构图、音乐等形象来表达情感和思想，具有非语言文字和跨文化的特点，有助于弥补语言表达的不便与不足。艺术是一种世界性语言，因而艺术治疗具有较好的跨文化的适应性。

第五，艺术创作、表演或欣赏过程是一种有助于宣泄或转移愤怒、敌意、抑郁、焦虑、喜爱、思念等各种情绪情感的自控性行为。既可以保证当事人的自身安全，也符合社会伦理道德，一般不会对他人和社会造成伤害。

第六，对艺术作品的欣赏和讲评，以及艺术治疗团体中的成员在活动中的互动，有助于唤起或激发团体成员的共感、移情和积极关注，有助于增进个人的自信心和成就感，增进团体的凝聚力和人际互动，有助于人际沟通，改善家庭关系，促进与社会的融合。音乐、美术、文学等艺术是一种世界性语言，具有最为广泛的跨文化传播性。世界上许多文学名著、名画、名曲和雕塑早就随着各民族之间的文化交流而广为人知。虽然各国和各民族之间的政治、经济、信仰、价值观可能不一样，但对艺术的认识却有很多共同的语言。因为艺术的语言是一种具有人类天赋共性的、想象的、形象的和情感情绪的语言。在艺术世界里，不同语言、不同民族、不同性别、不同年龄的人最容易打破相互陌生的隔阂，形成和睦的团体氛围。如《礼记·乐记》中说，先王制作《雅》《颂》等声乐在宗庙中演奏，君臣上下共同欣赏，没有不和睦恭敬的；在家族乡里演奏，长幼共同欣赏，没有不和睦恭顺的；在家门内演奏，父子兄弟共同欣赏，没有不和睦亲爱的。经验表明，对智力残疾儿童来说，艺术可以弥补一部分他们在语言表达和沟通上的缺陷和不足，有助于他们与父母、他人的沟通，融入社会。

第七，艺术活动大多是一种操作性行为，需要视、听配合，手眼并用，有助于一些器官和肢体功能的恢复。如绘画有助于颜色知觉的学习，手部肌肉精细运动的协调；歌唱活动有助于肺、支气管等呼吸器官功能的康复，吹奏乐器有助于口腔肌肉的锻炼，适合中风等导致的口腔肌肉不对称萎缩等问题；弹拨和拉弦乐、舞蹈有助于肢体肌肉的运动，即使是被动性地欣赏音乐也可以诱发听者自发的躯干肢体的肌肉节奏运动。可以说，完成任何一个艺术活动的过程，都是一次感知觉的统合训练，尤其是有助于儿童的感觉统合。

第八，有助于提升个人自信心和社会价值。艺术活动，及其创作的艺术作品，不仅可以给创作者本人带来愉悦，也可能给其他观看的人带来快乐，或具有启发和教化作用，或引发某种正向的情绪情感，因此，精神病患者或孤独症儿童所创作的艺术作品不仅可以提升个人的自信心，也可能产生一定的社会价值。如凡·高的作品给世人所带来的思想震撼和他感知的世界的意象是具有深远历史意义的。

第九，有助于培养健康人格。无论是创作艺术，还是长期阅读文学作品和欣赏艺术作品都会对接受者的世界观、人生观、价值观和行为反应方式带来深远影响。文学就曾被称为治疗人心之顽疾的箴，例如，高尔基、鲁迅的文学作品都可以称之为影响一代人的杰作。

第十，有助于移风易俗，具有德育教化作用。例如，音乐教化功能建立在人的心理对音乐的旋律、音色、音高、音程等声学物理特性反应的基础之上。古人早就发现"志微噍杀之音作，而民思忧。啴谐、慢易、繁文、简节之音作，而民康乐。粗粝、猛起、奋末、广贲之音作，而民刚毅。廉直、劲正、庄诚之音作，而民肃敬。宽裕、肉好、顺成、和动之音作，而民慈爱。流辟、邪散、狄成、涤滥之音作，而民淫乱"。因此，古圣人创作音乐既要考虑人的性情，音律节奏的规则，还要权衡礼义规范，遵循五行的转换，使音乐能促进人的生生之气的和谐，达到"阳而不散，阴而不密，刚气不怒，柔气不慑，四畅交于中而发作于外，皆安其位而不相夺也"的目的。

正如科学可用于造福人类，也可能被用于战争杀戮一样，艺术也可以分为好坏、高雅和低俗，有利于心理健康或是诱导犯罪。艺术可以表达作者的愉悦快乐，也可以表达愤怒与悲哀；艺术可以表达一种高尚的情怀，也可以表现一些低级的情趣。正如古人所说音乐："有节有侈，有正有淫矣。贤者以昌，不肖者以亡。"（《吕氏春秋·适音篇》）儒家认为，"治世之音安以乐，其政和；乱世之音怨以怒，其政乖；亡国之音哀以思，其民困"。"德音"可使人之间和敬、和亲、和顺；而"溺音"则乱世、乱心（《礼记·乐记》）。因此，艺术心理治疗应当认真地选择有利于人的身心健康的艺术题材和表现形式来进行创作和欣赏；而艺术评估同样也可以从被评估者所喜爱的艺术主题和艺术形式来推断其心理健康的状况。

三、艺术评估与艺术治疗的理论取向

从不同的学科来看艺术的价值，看待艺术评估和艺术治疗的意义，有不同的理解。

（一）语言学取向

人是一个符号的动物。人是世界上唯一创造了语言、绘画、雕塑、音乐等各种符号的动物，是唯一可以借助符号对自我和其他存在进行表达的存在；人是唯一可以用符号开放自己的内心世界，表达思想、意志与情绪情感，实现人与人之间交流的动物；人类是唯一运用符号记录与积累经验，并运用符号对后代进行社会化教育、传递知识和经验的动物；人还是唯一一种可以对符号无限崇拜敬畏，唯一可能被自己创造的符号蒙骗、伤害，引发情

绪情感，甚至可能导致恐惧、焦虑、抑郁和自杀的动物，也是唯一会有语言疾病的动物。人追求符号的意义并可为此勇于献身，可以运用符号影响与改造世界，可以通过赋予符号的意义来医治灵魂。总之，符号促进了人类大脑的进化和提升了人性，是人类精神的家园！哲学家黑格尔认为，艺术并不是一种单纯的娱乐、效用或游戏的勾当，而是要把精神从有限世界的内容和形式的束缚中解放出来，要使绝对真理显现和寄托于感性现象，总之，要展现真理。诗人因此能深入到精神内容意蕴的深处，把隐藏在那里的东西搜寻出来，带到意识的光辉里。这种理论的取向侧重在于对作品符号的人文意义、顿悟认知的真理和表达述说方式进行阐释。

（二）精神分析学取向

精神分析学取向是潜意识的升华。在弗洛伊德的精神分析学派来看，人类压抑的潜意识有梦、神经症和艺术三种主要的表现方式，而艺术是人类社会唯一赞同，允许表现，可以自控的文明形式。由于精神分析学派认为，易于冲动的力比多的性能量是人类最普遍和必须加以压抑的内容，因此，艺术就与性具有了十分密切的内在联系，甚至可以认为艺术就是性能量采取投射、掩饰、合理化、升华等防御方式表现出来的一种文化形式。艺术还可以理解为是一种类似儿童时期自娱自乐的游戏，可以模拟任何生活的情景，表达任何想表达的态度和意见，发泄任何情绪而没有危险。艺术就是作家的一种白日梦，随意幻想和虚构，可以满足任何奇特的幻想，表达任何梦想而无法实现的愿景。艺术是作者发明的有助于减轻或避免自己罹患心理疾病的一种自我创造。精神分析理论的取向侧重于对作品投射的潜意识象征意义的解读和潜意识的升华作用。在这种取向的艺术治疗中，艺术创作被认为是一种病人与疗法师之间象征性的、非语言的沟通媒介。在艺术治疗中，治疗的过程、方式、内容和联想变得非常重要，因为每一部分都投射出个人的人格发展、人格特征和潜意识的信息。它强调艺术作品是一个有用的诊断工具，可以辅助病人和疗法师之间言语上的沟通和理解，艺术心理治疗被理解为是一种经由艺术创作的作品的象征性符号的精神分析，从而得到察觉、领悟与治疗，化解潜意识的冲突，促进形成新的认知和个体的成长与正向的改变。因此，从事艺术创作只是治疗的一部分。

（三）行为主义取向

艺术创作过程即治疗。行为主义认为，无须本能和潜意识的假设，教育决定人心理的一切，人格就是日常生活行为的总和。就整体而言，艺术是文化，就个人而言，艺术就是一种带来愉悦的游戏活动，从事艺术和爱好艺术就是一种文化操作行为，艺术即治疗，或艺术创作便是治疗。画家鲍尔·克立曾在日记中写道，我创造的作品是为了驱除痛苦，这是首要的理由，也是最终的理由。艺术是作者释放内心痛苦的渠道。艺术治疗就如同艺术教育一般，可以讲授操作技巧与其使用材料的方法，通过投入这种优雅的文明的活动，可以转移或减轻当事人或患者的不良情绪和情绪冲突，艺术为当事人提供了自我认识、自我表现和自我成长的机会，有助于促进良好的性格的养成。这种艺术治疗的取向偏重在艺术创作和参与的过程，艺术治疗关心的是个人从事艺术活动过程中的内在经验而非表演的水平和最后的艺术作品。艺术拥有一股吸引人的神秘力量，人在艺术面前无法掩饰个人情感的流露，它使人变得更诚实。如《礼记·乐记》中所说"唯乐不可以为伪"。当一个人完全投入创作时，就会自然产生一种身心的统整作用和心灵的升华，艺术创作与心理治疗同时完成，这时对作品进行的语言诠释已经不再重要了。行为主义理论取向看重当事人参与艺术创作的过程和体验，而不是作品的内容和形式本身。

（四）美育和教育学取向

艺术治疗就是艺术教育。文学家高尔基认为，文学的目的就在于唤起人的道德情感，教育人。美学认为，人类不仅有求知的需求，还有审美的需求，艺术就是人类审美表达的创造。美的东西不一定就是艺术，但它总会成为艺术的对象，艺术创作也就是要赋予美的东西以精神和意义。即使是精神病人的原生艺术也总是试图通过某种线条和色彩的形式来表达内心的感受、痛苦与希望。美育和教育学治疗理论取向看重作品对主体精神的表达和作品的内容，关注协助个体认知真理，用高尚、积极和美的形式来塑造人的品格，确立某种积极的信念，坚定意志，寻求生活的意义，改善紊乱的精神生活。匈牙利著名作曲家、音乐教育家柯达伊·佐尔坦就非常主张孩子从小熟悉和热爱自己的民族音乐，进而培养孩子对自己祖国的热爱和深厚的感情，达到潜移默化的爱国主义目的；主张以唱歌为基础，推崇合唱教学，能够培养学生的集体主义精神。艺术之美不仅可以令人赏心悦目，促进正性的情绪的形成，增进对自我的察觉，促进自我良好的身体意象，发现自然之美，提升创作者或表演者的自信心和热爱生活的兴趣，提升当事人对社会文明价值的认同和社会兴趣。

第三节　艺术治疗的应用领域

适合音乐、绘画、书法、舞蹈、阅读等艺术治疗的对象众多，艺术治疗应用的领域也十分广泛。除了在一般普通中小学和大学实施心理健康教育意义上的艺术教育之外，专业的艺术评估与艺术治疗在如下的领域也可以得到应用。

一、临床心理服务领域

主要在精神病专科医院和普通医院的心理咨询科和其他科室可以得到应用。医生可以根据不同的病种和病情的轻重选择不同的艺术治疗形式。如对精神分裂症、躁狂症、双相障碍康复者可运用绘画疗法，病患期间不少病人有较高的创造激情和丰富的艺术想象，这时往往可以创作出构图令人惊奇的作品。在精神病医院实施艺术治疗时往往是将各种艺术治疗和行为治疗中的代币奖励结合起来，可以促进单纯药物治疗效果不佳的慢性精神病人的社会功能的恢复。

例如，可以对于高血压等心脑血管病人可以实施正楷和隶书等较为安静平缓的书法疗法；对于呼吸系统的病人可以实施歌唱等表达性的音乐疗法；对各种神经症、躯体化障碍、药物依赖者可选用戏剧疗法、表达性音乐治疗、书法治疗和阅读治疗；对焦虑症和失眠患者可以选用轻音乐背景下的放松训练；对儿科小病人可以实施故事疗法、绘画疗法；在医院的针灸、牙科、康复等部门，作为实施手术时的音乐背景有助于帮助病人放松紧张的情绪，提高病人的满意度。一般来说，住院病人在医院的时间较长，除了接受有限时间的医疗之外，还有相当多的闲暇时间难以打发，因此，具有游戏愉悦消遣功能的艺术治疗具有极大的用武之地，将艺术治疗融入临床各科治疗中肯定会增进病人对综合医疗质量和服务的满意度，促进身心康复，缩短疗程。

在综合性医院的普通心理门诊还有许多关于家庭和社会一般性心理问题（如婚姻、家庭、亲子关系、人际关系、工作压力等）的咨询对象，这些对象大多不需要服用药物，也不太愿意接受系统的认知疗法和精神分析。经验表明，艺术治疗通常是治疗对象比较乐意接受的一种方式。无论是咨询师借用故事、寓言来讨论治疗对象的心理问题，还是运用音乐治疗帮助治疗对象放松肌肉对抗各种焦虑，或者是用人—树—屋绘画或沙盘来评估当事人的家庭问题，布置患者回家阅读指定的文学书籍的阅读治疗，治疗对象都表现为阻抗较小和比较合作的依从态度，也有助于建立良好的咨询关系。

二、特殊教育领域

特殊儿童通常是在生理、心理和社会能力等方面的发展显著低于正常儿童的残疾儿童。常见的有智力残疾、听力残疾、视力残疾、肢体残疾、言语障碍、情绪和行为障碍、多重残疾等类型。对于这些特殊儿童，只有在确诊残障的类型和严重程度之后应立即进行特殊教育和康复训练，尽量减少残疾的不良后果，促进特殊儿童的发展，提高其适应社会的能力。特殊儿童或由于大脑精神发育迟滞、听力障碍、言语障碍，或由于其他障碍，导致对语言的理解能力差，不能清晰地表达自己的意思，常有阅读障碍、拼写障碍、计算技能障碍，人际交往与沟通障碍，兴趣与活动内容局限、行为刻板和重复。因此，许多特殊儿童不能适应普通学校的学习，不能与成人或同龄人进行有效的语言交流。在这种情况下，艺术治疗因为所具有的非语言的特点而被广泛应用于特殊儿童的教育和康复治疗中。音乐治疗、美术治疗、游戏治疗、沙盘治疗都是最为常见应用的手段。

在特殊儿童中实施艺术治疗，不仅有助于提高治疗对象的表达能力、人际沟通能力和社会适应能力，甚至可能发掘出其天赋的艺术才能，提高患者的自尊和社会价值感。1944年，维也纳小儿科医生汉斯·阿斯伯格早就发现了一种具有特殊天赋能力和行为特质的"孤独症儿童"。1981年，美国的罗娜·吴引为了纪念汉斯·阿斯伯格，便将具有这类特质的症状命名为"阿斯伯格综合征"（Asperger Syndrome，AS）。当人们用阿斯伯格综合征的眼光去审视历史时，突然发现安徒生、贝多芬、莫扎特、凡·高等名人都可能是患有阿斯伯格综合征的天才。事实上，在特殊儿童中就有一些可能是阿斯伯格综合征。据新闻报道，当时35岁的英籍印度人斯蒂芬·威尔夏就是一个自小有孤独症的患者，但他却有着惊人的记忆力和绘画天赋，在特殊学校教师的引导下，他的这一天赋得以发掘和培植。即便身处陌生城市，只要在街上转一圈，他就能把街景建筑等景观像电脑扫描一般在大脑中储存下来，再凭记忆在画布上还原再现。2005年以来，斯蒂芬·威尔夏凭借这种超常的天赋绘制了东京、罗马、马德里、法兰克福、迪拜、耶路撒冷、纽约等世界超级大都市的全景，他的才能得到社会的公认。

三、心理健康教育领域

根据教育部有关规定，在中小学和大学都要开展心理健康教育课程、设置心理辅导机构，开展形式多样的心理健康教育工作，在这些活动中，音乐、绘画、舞蹈、戏剧、阅读等艺术形式都是青少年喜闻乐见的教育形式。首先是艺术形式适合青少年自己策划、组织和参与，有助于调动青少年成为心理健康教育的主体，而不是被动地接受教育者；其次是音乐等艺术形式有多种可供青少年选择的主题和反映校园生活的丰富的内容，如理想与自信、恋爱与友谊、人际关系与团体精神等。目前，大学里常常开展的校园心理剧、心理漫画比赛都属于这一类实践活动。

在社区广泛开展的广场舞、民乐合奏、戏剧演唱等活动也是群众喜闻乐见的艺术形式，均可视为广义上的艺术治疗普及活动。

四、监狱心理矫治领域

目前在我国监狱系统普遍开展了对服刑人员的心理矫治工作，这是除学习、劳动、管理改造之后新增加的一种改造措施，受到服刑人员的普遍欢迎。由于监狱封闭性空间的特点，在这里长期生活自然会滋生压抑、厌倦、烦躁不安等不良情绪和冲动性、破坏性行为，如果仅仅凭借说教、报告、谈话、惩处等一类传统的教育方法，收效往往甚微，因为这些情绪和行为问题是需要依靠当事人自己的操作性行为，而并非仅仅靠认知纠正就可以解决的。又由于服刑人员文化程度普遍较低、抗拒心理较强，因此，一般的文字性心理自陈测量和谈话疗法效果有限。实践经验表明，在监狱这类特殊场所的心理矫治中运用艺术治疗是非常适合的。例如，开展感恩歌曲赛、自编自演心理剧、睡前播放减压放松音乐、针对服刑人员的心理问题开展阅读治疗等都收到明显的教育和情绪宣泄的效果。

第四节　艺术治疗的条件

一、设施条件和场地

实施艺术治疗虽然需要一定的设施条件和场地，但可以因地制宜，就地取材。一般来说，专业的音乐治疗需要一套质量较好的音响设备、耳机和丰富的音乐资源库、适量种类的各类小乐器，但是，即使在没有任何音乐设备的条件下，在课室、病房、公园、监狱等任何合适的场所都可以开展乐器演奏、独唱和合唱、跳舞、绘画、手工等多种形式的艺术治疗活动。专业的阅读治疗需要事先准备好有针对性的阅读素材，即使在没有文字阅读材料的情况下，我们也可以通过讲故事的口头形式实施非专业的文学治疗。专业的舞蹈治疗需要合适的场地和音响设备等条件，即使在草地、田头、球场、家庭等场所，我们也可以通过跳交谊舞、广场舞和有节奏的肢体运动达到健身健心的目的。因此，有条件可以更好地实施艺术治疗，没有专业条件时则不要苛求条件的限制而畏缩，艺术治疗的精神在于付诸实际的行动，而不在于高谈阔论。

二、艺术疗法师

艺术疗法师当然应具有心理学专业的技能，也应具备美术、书法或音乐舞蹈等一定的艺术修养，但并非要达到艺术家的高水平。许多有经验的艺术疗法师认为，艺术治疗在于当事人的积极参与，而不在于疗法师的指导和示范，甚至是艺术疗法师的艺术才能平庸一般，或与接受治疗者或患者的水平旗鼓相当的话，那么，当事人或患者接受艺术治疗的阻抗反而会更小一些。

三、参与者

因为艺术治疗活动提供了非语言的表达及沟通机会。所以，每一个人，即使文化程度不高的或不能进行语言表达和理解的人都有可能运用艺术的方式来表达自己和与他人沟通。人生下来就会涂鸦，画画是一种原始的本能，只是后来我们被语言文字的教育所社会化之后就逐渐丧失了绘画的能力。对于接受艺术治疗的当事人来说，接受和参与任何形式的艺术治疗都无须具备特别的艺术才能，只要热情和愿意全身心投入治疗过程即可。疗法师的职责首先是激发治疗对象参与和接受艺术治疗的主动性和创造性，减少其抗拒治疗。艺术治疗对治疗对象没有语言能力的限制，因此不仅对于智力正常的人群，而且对于有智力残疾的人士也很合适；艺术治疗的目的或在于参与过程，或在于借助作品做精神分析或顿悟或教化，因此，治疗对象的艺术知识和才能如何并不重要；又因为艺术治疗的效果潜移默化，非一日之功，因此，接受艺术治疗的人应持之以恒地坚持参与相应的艺术活动。

第二章　绘画疗法

第一节　绘画疗法的基本介绍

一、绘画的概念

绘画是指运用线条、色彩和形体等艺术语言，通过造型、着色和构图等手段，在平面上塑造出静态的艺术形象。绘画是造型艺术中最主要的一种艺术形式。绘画的种类繁多，可以按不同的标准进行分类。从体系来看，绘画可分为东方绘画和西洋绘画；从使用的工具材料来看，绘画可分为水墨画、油画、壁画、版画、水彩画、水粉画等；从题材内容来看，绘画可分为人物画、风景画、静物画、动物画等；从作品的形式来看，绘画可分为壁画、年画、连环画、漫画、宣传画、插图等。不同类别的绘画形式，由于各自形成的历史文化传统不同而有着各自独特的表现形式与审美特征。中国画又称国画，是东方绘画体系中的代表画种，其采用散点透视的方法，用毛笔在宣纸或绢帛上作画；而油画是西洋绘画体系中的代表画种，其采用焦点透视法，用油剂调和的颜料在亚麻布、纸板或木板上作画。

绘画是人类记录历史的一种方法，它蕴含着人们的想法、情感、梦想和渴望。从悲伤到快乐，从失败到胜利，在没有文字的远古时期，人类的祖先用各种壁画进行记录和表达。儿童先开始涂鸦，然后学习文字，从画画、剪纸或者做黏土手工这些活动中获得快乐，从这个意义上讲，绘画是人类表达情感天然有效的工具。除了艺术家，其他人也会在日常生活中体会到绘画带来的乐趣。有些人将画画或者摄影当作个人爱好，在体验创作过程带来的乐趣的同时也释放了压力；有些人每天都会画画，画日常发生的事情，画自己的梦境等，同时也思考着这些画的含义；有些人则会在纸上涂鸦，并且发现涂鸦可以帮助他们思考。所有这些简单的活动都可以帮助创作者缓解压力，体验愉悦的心情。

二、绘画疗法的概念

绘画疗法是属于表达性艺术治疗的一种治疗模式。表达性艺术治疗是一种新兴的心理治疗方法，它借助于音乐、游戏、绘画、喜剧、舞蹈等艺术媒介，用非言语的表达方式来代替被言语压抑或无法表达的情感体验，处理治疗对象情绪情感的困扰，帮助治疗对象对自身及外部环境产生更加深刻的认识和理解，重新接纳并整合外界刺激，对刺激做出正确的反应，从而达到治疗目的。作为艺术治疗的一种形式，绘画疗法已经成为心理测量、心理咨询和心理治疗的重要技术之一。

绘画疗法主要有如下几种定义：

英国艺术疗法师协会对绘画疗法下了比较全面的定义：绘画疗法是治疗对象、作品、疗法师三者之间的互动，其中，疗法师以时间、关注及清晰界定关系的形式，为治疗对象提供创作环境、艺术媒体和最重要的因素，也就是疗法师本人。这个过程的目的是发展象征性的语言、触及人所不知的感受并创造性地将它们整合到人格里，直至发生治疗性的变化。疗法师关注的焦点是治疗过程，即治疗对象的知觉及他们与疗法师分享这一过程的可能性。

美国艺术治疗资格认证委员会对绘画疗法的定义：绘画疗法应归于人类服务业，它通过美术媒介、意象、艺术创造过程以及治疗对象对绘画作品的反应来呈现个体的发展、人格、能力、关注点、兴趣和冲突。绘画疗法实施的基础是人类发展和心理的理论知识。借助于教育、认知、个人、心理动力和其他的治疗手段的评估和治疗，可用于增强自我意识、缓解情感冲突、提升行为管理能力、发展社会技能、减少焦虑、解决问题、帮助实现定位和提高自尊心。

美国绘画艺术治疗协会对绘画艺术疗法的定义：经历疾病、心理创伤或生存挑战及寻求自我发展的个体在专业关系下对绘画创作的治疗性的使用，通过创作绘画作品和对绘画作品及其创作过程的思考，个体可以增加对自我与他人的认识，学会应对各种症状、压力和创伤经历，提升认知能力，享受绘画创作所带来的积极向上的生活态度的乐趣。绘画疗法是一门已经确立了的心理健康专业，它通过艺术性的创造过程对各个年龄阶段个体的生理、心理和情感健康产生影响，进而改变和提高他们的身心健康水平。它的信念之一就是艺术表达的创造性过程有助于人们处理心理冲突，减少压力，发展人际交往能力，管理行为，提高自我意识，并能够达到洞察的目的。

加拿大艺术疗法师协会对绘画疗法的定义：通过非言语方式实现情绪表达和康复的治疗方法，能够使治疗对象突破重重障碍，用简单的绘画材料进行自我表达。

以上定义虽然表述不同，但都强调绘画疗法通过治疗对象的艺术创作过程及其对绘画作品的反映来呈现出治疗对象的心理特点，进而对其心理产生影响，促进治疗对象人格的变化和成长。综合以上定义，我们将绘画疗法的概念总结如下：疗法师通过绘画这种非语言工具的使用，并通过对治疗对象所创作的绘画作品的解释，来分析治疗对象的情绪障碍和创伤体验等心理问题并对其进行治疗。它的目的是促使人感知所不知的感受、发展象征性的语言，并创造性地把它们整合到人格里，直至发生治疗性的变化。它包括疗法师、治疗对象及绘画作品三者之间的互动过程。疗法师所关注的焦点不是绘画作品的审美特征，而是在治疗过程中，治疗对象通过绘画作品深入内心的过程。绘画疗法的形式多种多样，主要包括涂鸦画、自由画、练笔画、房—树—人测验、学校动态图等几种。

三、绘画疗法的起源

绘画疗法的起源，最早可以追溯到史前时代，当时人类在岩洞中留下壁画以表达对自然现象的敬畏之心。到了20世纪初，Jaspers、Riesc等人开始对凡·高等艺术家的作品展开研究，如1922年Prinzhom发表的《疯者艺术》，通过对500多名治疗对象的5000多幅作品进行分析，认为精神病治疗对象的作品兼具诊断价值和康复意义。1956年Jakob也对精神分裂症治疗对象的绘画特点进行了分析。而且弗洛伊德、荣格等精神分析大师都曾用绘画方式记录梦境并对其进行分析，弗洛伊德认为一些梦境中难以用语言完整地表达的被压抑的情感或细节，在绘画中很可能会得以体现，甚至认为个体内心的冲突和神经症是艺术家创作的根本动机；荣格则重视原始心理模型与视觉表象的普遍性意义，更注重绘画作品所表现出的心理内容。1969年，美国成立了艺术疗法协会，使艺术和治疗真正地结合在一起。

其中在绘画疗法的这条道路上，有两位先驱做出了卓越的贡献。一位是有"艺术治疗之母"之称的玛格丽特·诺伯格，她以精神分析理论为基础，以艺术表现为中介，强调"分析"和"动力"，让治疗对象在绘画创作中自由地表达自己，再用自由联想技术对自己的作品进行解析，心理疗法师通过作品去了解和体会治疗对象的冲突、想法和问题所在。[①]她认为绘画疗法的作用是使个体对自己所处境遇和发生在身上的事情进行知觉重组。这种治疗方法，被认为是绘画疗法的真正开端。她杰出的贡献在于推动绘画疗法师成为美国社会的一种新兴职业。另一位先驱是依蒂斯·克拉玛，虽然也受精神分析理论的影响，但与诺伯格不同，克拉玛更关注绘画本身的治疗意义和价值。在创作过程中，治疗对象自由地绘画，尽情表达自己的内心世界。她认为是创造性打开了内在心理世界之门，才使得绘画疗法具有独特的治疗效果。绘画疗法起作用的关键在于疗法师在治疗中所扮演的角色，这种角色有助于病人获得自我成长。

四、绘画疗法的发展

伯特用"画人"作为儿童智力测验的方法，对儿童绘画作品进行分析，同时将儿童绘画分为不同阶段。诺拉姆、路易斯、石腾对神经症病人的自由绘画作品进行心理分析。古迪纳夫最先提出儿童画人（D-A-P，Draw A Person）测试，并根据对画的结构的分析，评估智力分数。哈里斯进一步发展了该理论，提出"绘画是认知成熟的指标"，修订了古迪纳夫的评分标准，他根据年龄差异选择了73个评分项目。阿佩尔把绘画方法引入家庭研究，即画一个家（D-A-F，Draw A Family）。沃尔福和赫斯对这一理论作了进一步研究讨论。巴克提出房—树—人（H-T-P，House-Tree-Person）绘画法，利用投射理论，从绘画中探索个体成长和发展情况。哈莫把房—树—人理论拓展运用到心理测量和诊断上，从绘画作品中探讨创作者的人格特质、人际关系及情绪等要素。柏恩斯和考夫曼发展出动态家庭图（K-F-D，Kinetic Family Drawings），即一家

---

①麻书豪. 从精神分析理论看《副领事》中音乐的象征意义[J]. 作家,2015(3).

人在一起做某件事情，在这一过程中家庭成员间通过互动获取信息。

五、绘画疗法的分类

绘画疗法师对绘画疗法已经做了许多研究并形成不同的观点，这些观点主要分为两类。

第一，注重绘画过程。该种观点认为，创作即治愈的过程，绘画过程让个体体验到成就感，可以修复情感，并将内部的感情在创作过程中外化，使得个体更加健康。Edith Krame 指出，作画的过程建立了一座与潜意识沟通的桥梁，对个体的心理起到了升华整合的作用，尽管绘画不能直接解决心理冲突，但是它可以提供一种表达观点和感受的方法。

第二，注重作品本身。该种观点强调对作品进行分析，认为绘画作品是符号交流的一种形式，通过对作品颜色、特定符号、结构等方面的分析可以获得与特定的心理、生理之间的联系。这样可以揭示某些人格特征、创伤或神经症等问题，这使绘画在测量领域有了巨大的发展。实际上，疗法师在治疗过程中会将绘画的过程同最后完成的作品相结合，换句话说，绘画过程本身被看作治疗的过程，而作品是交流、发现问题的关键。

六、绘画疗法的原理

绘画疗法师 Robin 对绘画疗法的作用做了较为全面的分析，主要表现在四个方面：

第一，人们的思维和心理活动大多是视觉性的，而绘画疗法正是运用绘画来呈现治疗对象的内心世界。在绘画疗法中，治疗对象运用绘画去表达、思考和与疗法师沟通，绘画方式是表现其内心世界的途径。

人们很多情绪体验的内容本身就是前语言的，创伤在被用语言描述之前就已经通过大脑的图像被储存起来了。记忆也可能是前语言的或者禁锢的，用语言无法提取，从而难以治疗。比如，我们在描述自己的真实感受时，常常觉得语言苍白无力；阴暗面更容易通过艺术方式来表达。

第二，绘画本身是符号的和价值中立的，治疗对象可以运用这一工具较为安全、顺畅地自由地表达自己的愿望和问题，这种表达具有隐蔽性，没有社会道德标准等方面的顾忌。那些不被接受的思想、情感和冲动，如果能被个体所觉察和接受的话，通过绘画创作，就能得以升华，进而转为建设性的力量。

第三，绘画疗法包括心理治疗与创造这两个平行的过程。除了心理治疗之外，创造也为治疗对象提供了一种看待自己所面临问题的新视角。

七、绘画疗法的特点

绘画疗法是一种非语言表达和沟通的艺术，是一种知觉意象和直觉思维的方式，绘画作品本身被认为是潜意识投射的象征性符号，经由分析作品可以理解和阐释潜意识的内容和意义。绘画作品往往凝聚和投射了治疗对象过去、现在和未来的意志、认知和情绪情感的信息，是一种可以方便疗法师反复进行反思和分析的心理档案。

绘画疗法的评估或治疗目的藏而不露，在一种支持性关系的情境下自由创作，治疗对象容易专心投入，在图形中思考和感受，运用想象并进行某种思想和情绪的冒险，防御心理较弱，不仅有利于促使个体发泄情绪、提升自尊心、促进个体的心理社会整合，而且有利于建立良好的咨询关系，有助于疗法师了解治疗对象的心理问题，并对其施加干预性心理影响。

绘画疗法的过程是一个操作性和参与性强的活动，温文尔雅而不激烈，治疗潜移默化而非急功近利。无论欣赏还是创作，治疗对象必须充分调动感知觉的能力，因而绘画疗法可以促进感知觉和注意力的统合，具有提高动手能力的功效。

绘画疗法是一种自发与自控性行为，无论创作的题材和构图，还是选用的材料、色彩、工具等，治疗对象都有极大的自由发挥的空间。因此，绘画创作可以表达高兴、愤怒、敌视、爱情、思念等任何情绪或情感，发泄行为安全，且符合伦理道德，不会对任何人造成不良影响。

绘画作品是潜意识投射的产物，能够使体验具体化和客观化，从而有助于疗法师对体验做出反思和分析。因此，绘画作品是一种对潜意识分析有价值的诊断指标，经由对绘画作品的分析可以间接推测治疗对象的潜意识内容与状况；绘画作品可以永久保留，有助于疗法师通过治疗对象一连串的作品表现的变化来评估其病情的发展，或追踪和反思治疗过程中发生的改变，帮助治疗对象确立连贯的感受。

在绘画疗法中，由于绘画具有符号性和价值中立的特点，表达方式也具有隐蔽性，因此治疗对象能够通过绘画自由表达、宣泄和满足内心被压抑的情感和需求，从而缓解内心冲突，减轻情绪困扰。

接受绘画疗法的治疗对象不需要预先具备绘画经验或技巧，疗法师也不对治疗对象的作品给出审美性的评估，实施绘画疗法的主要目的在于促使治疗对象在一个安全、自由的环境下，运用绘画实现其自身的改变和成长。

绘画过程及对绘画作品中富含的信息的挖掘，可以帮助治疗对象察觉和接受自己内心不被接受的思想、情感和冲动，为治疗对象提供一种看待自己所面临的问题的新方式、新思路，更有利于认识和解决问题，提高个体的生理、心理和情感的健康水平。

在团体绘画疗法中，疗法师对美术作品进行欣赏和讲评及成员陈述作品的创作心得和体验时，可以唤起或刺激其他成员的情绪反应，增强团体成员之间的共情、互动和凝聚力。

绘画疗法具有非语言表达和沟通的特质，避开了语言的局限，以视觉意象开展心理活动，使治疗对象可安全、自由地表达自我，从而较少受到防御和抵抗。因而适用对象广泛，学龄前儿童、心理疾病患者、孤独症患者、失语症患者、饮食障碍者、成瘾者以及遭受躯体、精神或虐待的人、服刑人员均能接受绘画疗法。绘画疗法的工作领域涉及学校、医院、社区中心、特殊教育机构、监狱、治疗性团体等。

八、绘画疗法的意义

绘画作为情感表达的工具，能够将人们无法看见和识别的潜意识视觉化。人们对绘画的防御心理较弱，不知不觉中就会把内心深层次的动机、情绪、焦虑、冲突、价值观和愿望等投射在绘画作品中，有时也会将早期记忆中被隐藏或被压抑的内容释放出来，并且开始重建过去。绘画疗法具有以下三层意义：①治疗对象通过绘画创作来表达自己的内心世界和发泄自己的情绪；②通过绘画作品促进治疗对象和疗法师的交流；③通过绘画疗法达到减少治疗对象心理困惑的目的。

绘画疗法是有治疗目标、治疗方案和治疗程序，有理论指导和具体操作方法的专业性心理治疗，与一般意义上的工娱疗法有所不同。绘画疗法注重将作品和治疗过程视为一个整体，注重疗法师与治疗对象的良好互动和对话，注重对作品形式和内容的心理分析，帮助治疗对象提高或纠正某些有偏差的认知和行为，而不仅仅要求治疗对象在活动中打发无聊或开心娱乐一下。绘画疗法也不仅仅局限于绘画活动或作品本身，而是一个与其他心理治疗理论和治疗方法紧密结合的过程。美术作品的创作与欣赏过程成为一种非语言的沟通媒介，几乎可以协助疗法师实施任何一种心理治疗方法。无论你所持何种理论取向，只要你使用了意象、投射、升华、联想、游戏、隐喻与象征、潜意识等这些概念和术语来看待和指导美术，你就在实践绘画疗法了。

第二节　绘画疗法的理论基础

绘画疗法的实施全面体现了精神分析、行为主义、分析心理学、人本主义等治疗思想。根据美术评估与绘画疗法师所持指导理论的不同，而可以将其分为如下几种取向：生理心理学取向、精神分析取向、分析心理学取向、心理发展取向、人本主义取向和接受美学取向。

一、生理心理学取向

脑机能的研究早就证实人类大脑左右半球机能有所差异。美国著名的神经生理学家Roger W.Sperry发现，大脑左右半球存在着明显的分工优势。左半球主要同抽象思维、象征关系和对细节的逻辑分析等有关，它具有语言、分析和计算的能力，主要执行分析功能。右半球是图像性的，与知觉和空间定位有关，具有绘画的、音乐的、空间鉴别的能力，这表明音乐、绘画、情绪等机能在右半球的掌控之下。每当人们用语言来描述内心的情绪时，往往会出现"心里的感受无法用语言表达出来"的情况。所以，绘画疗法对处理同属右半球控制的情感等问题有很明显的疗效，绘画能够越过语言直接将内心中的情感表达出来。

Schiffer在研究大脑对创伤记忆的存储时发现，创伤记忆存储在大脑的右半球，正是这一点导致用言语描述创伤记忆更加困难。脑科学家Frith和艺术家Law研究发现，即使是最简单的绘画创作活动，也依赖大脑多个系统之间复杂的交互作用。绘画创作可以激活与物体识别（与语言有关），物体位置（影响手部灵巧）有关的大脑区域。因此可以通过非言语的绘画创作方式来干预对右半球创伤记忆的恢复。而一项对精神分裂症单侧化损害的研究发现，精神分裂症治疗对象大脑右半球功能亢盛，表现为情感活动异常，情感体验为负面情感。这说明右半球功能损害影响治疗对象情绪机能，此类治疗对象主要体验负面情感。

这些研究结果表明以言语为主要交流工具的心理咨询和治疗存在着无法解决的弊端，正是这些弊端导致有些心理问题无法得到解决或难以解决，比如，在处理一些情绪障碍和创伤等问题上心理治疗就显得无能为力，然而如果这类问题采用绘画疗法来解决则会取得意想不到的效果。因此，在矫治由不合理认知或信念所引起的心理疾病时采用以言语为中介的疗法是有效的，但在处理情绪困扰、创伤体验等心理问题时就需要采用绘画疗法了。

绘画疗法师Robin对绘画疗法的作用机制作了较为全面的分析。他认为，绘画疗法有许多优势：①艺术提供了特有的表达方式，可以通过一幅或者一系列作品发现作者在某个时期、某个地点的心理状态，可以把不可调和的感情整合在一起；②绘画疗法是灵活的、多面的，它适合不同年龄、不同疾病的治疗对象，可以在不同地点实施；③绘画疗法可以在人们日常生活情境中展开；④绘画等艺术疗法可以安全地释放力量，使心灵得到升华。一个人的情感埋藏得越深，则离意识越远，就越难用言语准确地进行表达。一方面，绘画的过程可以让治疗对象减轻心理的压力；另一方面，在疗法师的引导下，治疗对象可以通过自己的作品更好地认识自我。①

二、精神分析取向

根据精神分析学说，心理治疗简而言之就是使压抑的潜意识转化为意识。潜意识是指不知不觉的、自身没有意识到的、难以用语言表达的心理活动。意识是内心的推理和思考，是经验发展的结果，它会分析各种资讯和数据，但潜意识不会思考和推理，只会本能地对基本情绪做出反应。精神分析

①孙琴,龙昕,邓华松.绘画疗法的理论及应用现状[J].教育观察,2016(2).

学说认为，潜意识是不能被本人意识到的，它包括个人原始的盲目冲动、本能以及出生后和本能有关的欲望。这些被压抑的想法、情绪及心理冲突，通常因为不符合文化规范和社会教育标准，并威胁到自尊（颜面）和个人形象而无法用语言直接表达出来，而艺术创作则为这些潜意识的题材和情绪的发泄提供了使之成为意识的合适的表现形式。

在绘画表现过程中，治疗对象在一定程度上接触到内心最深处的感觉中心，通过绘画表现，内心得到释放。潜意识中信息的详细呈现可使未知的信息得到察觉。绘画本身是符号性和价值中立性的，治疗对象可以借助于这种隐晦的方式毫无顾忌地表达自己的体验、愿望、自由，甚至可以将内心无意识的内容表露出来，从而使自己内心的负面能量转化成正能量。

在精神分析学说看来，美术创作可以给个体带来一种象征性的满足，绘画的意象语言可以表达语言无法表达的东西；美术创作可以象征性地满足正向的渴望和负向的冲动。

精神分析学说认为绘画作品有助于心理医生对治疗对象心理防御机制的识别与评估。因为绘画能够记录绘画者的防御机制的发展历程，识别作品中的防御机制能够帮助医生做出诊断。例如，僵化的、一成不变的象征符号往往反映了一种强迫性的防御机制。

精神分析学说也认为，绘画有助于促进绘画者的消极防御机制向积极防御机制的发展。艺术创作能够将难堪的潜意识冲动、愿望、顾虑、性与攻击性的冲动，以社会能接受的方式自然地展现出来。

绘画作品有助于绘画者逐渐增强自我控制能力。艺术作品有助于作者自由联想，激发积极的视觉意象；有助于创作者将幻想表达出来，帮助创作者获得控制及驾驭那些具有威胁性的情感的能力。

在精神分析或精神动力学说的基础上发展起来的客体关系理论也被应用于指导绘画疗法。客体关系取向的绘画疗法在美术创作过程中帮助个体在主观与客观现实之间获得过渡性经验，美术作品被视为促进治疗对象纠正和弥补客体关系的过渡性客体。基于自体心理学的绘画疗法则视美术创作为个体疏导自恋型能量、强化自体感受的媒介。

绘画还有助于疗法师与治疗对象进行象征性交流。疗法师这一角色的作用在于帮助治疗对象通过自发性表达而促进其成长。绘画创作如建立自我，能帮助治疗对象发展自我表现感，绘画疗法师则扮演治疗对象的辅助自我；绘画疗法为治疗对象提供了一个安全的、被保护的、非语言的自由表现的情境与方式。

三、分析心理学取向

荣格与弗洛伊德决裂后创立分析心理学，但其学说仍具有精神分析学的许多痕迹，只是更为关注集体潜意识的作用机制。[①]荣格发现，一些精神病治疗对象的幻觉、妄想具有普遍性，并常与一些神话故事、寓言和宗教绘画思想不谋而合，而且这种现象与治疗对象的文化程度无关。因此，他推论：人的潜意识具有与生俱来相同的原始意象，可称之为"集体潜意识"，或称作原始的"种族记忆""原型"。原型可出现在神话、寓言、传说、文学作品和艺术创作中，如英雄原型（如神、精灵等）、母亲的原型（如圣母、观世音等）、智慧原型（如诸葛亮、阿童木等）。荣格认为，原型是人类心灵上的一种倾向性或可能性，这种倾向性一旦被激发出来就会以某种特殊的形态和意义表达出来。原型在人的发育成长过程中起着至关重要的作用，其中最重要的原型有人格面具、阴影、阿尼玛和阿尼姆斯。人格面具是指人与外部环境协调的心灵部分，人在不同的公共场合可以有不同的行为表现，这即意味着人用不同的面具在不同的环境中灵活地表现自己，否则就会出现适应不良的情况。从某种意义上说，人格面具是个体从众求同原型，是心灵的外貌。阴影是指人心灵中最黑暗、最深入的部分，是人性中邪恶、攻击的象征，它常以妖魔、鬼怪或仇敌的形象投射出来，常不被自己所察觉。如果某人对某事具有强烈的反应，则常意味着这件事触及了他的阴影。为抑制阴影的种种显像，人就需要发展自己强有力的人格面具去抵消阴影的能量。但是这样做的代价却是降低、削弱了本能和创造力。所谓阿尼玛是指男性心灵中的女性意向，它使男性具有女子气，并提供男子与异性交往的模式；而阿尼姆斯是指女性心灵中的男性意向，它使女性具有男子气，提供女子与异性交往的模式。阿尼玛和阿尼姆斯是人心灵的面貌。

原型是一种原始的意象，是不容易用语言进行描述和表达的，而绘画

---

①李展,李聪.艺术形式的生成——试阐发精神分析美学中的"潜意识转化"问题[J].艺术教育,2023(10).

就成为一种了解个体心灵原型的途径与方法。于是荣格非常鼓励治疗对象用绘画表达自己一切想法和情绪，鼓励进行积极想象和画出自己心目中的曼陀罗和梦境，认为这一创作过程有助于紊乱的精神得到有序恢复。在荣格的无意识原型理论中，曼陀罗是指一种富有象征意味的圆与方的形式，象征着心理整体的自性是一种朝着创生新人格而发展的过程。荣格认为曼陀罗是成形、变形的，是永恒心灵的象征性符号，也是一切道路的代表，是通向自体完整化的道路。

分析心理学还非常重视对梦境和幻想的分析。其认为集体潜意识的内容总要向外显示，当在意识中不能表现时，就会在梦中和幻想中以象征的形式出现。因此，分析心理学鼓励治疗对象绘制出他们的梦境，认为这样将有助于心理医生对他们的防御机制进行分析和引导其康复。

现代研究表明，进行曼陀罗彩色绘画有助于积极情绪的启动。治疗对象在绘制曼陀罗的过程中有安静、爱、满足、愉悦等积极的情绪体验。①

四、心理发展取向

绘画疗法中体现心理发展取向的实践包括行为主义绘画疗法、认知行为绘画疗法和发展性绘画疗法等。

心理发展，广义上是指个体从出生到死亡整个一生的心理变化，狭义上是指个体从出生到心理成熟阶段所发生的积极的心理变化。心理发展既是一个逐渐积累的量变过程，也是经历一系列质的飞跃的发展过程。依据发展心理学的观察，个体在不同心理发展阶段的绘画具有不同的特点，根据这一规律，我们既可以利用绘画活动来评估青少年儿童心理发展的程度，也可以利用艺术教育来促进青少年儿童心理发展和塑造与矫治行为。

如何促进青少年儿童和成年人一生的心理发展，行为主义心理学从进化论和动物心理学研究那里发展起自己的知识体系，认为意识、心理和灵魂一样只是一种假设，本身既不可捉摸，又不能加以证实，应该将观察到的行为作为心理学的研究对象，所以行为是指有机体应付环境的全部活动。行为主义否定遗传和本能的作用，认为人的复杂行为完全来自学习或训练，只有

①陈灿锐,周党伟,高艳红.曼陀罗绘画改善情绪的效果及机制[J].中国临床心理学杂志,2013(1).

环境、教育和学习才能改变人的一切和促进人的心理发展。人格来自行为习惯的形成，人格只是一切动作的总和而已。行为主义的学习理论经历了经典条件反射、操作学习和社会模仿学习、认知行为学习等几个发展阶段。

从行为主义的观点来看，绘画行为是环境强化的结果，是一种正面的、积极的，称赞、强化画家的行为。美国行为主义心理学家斯金纳认为，艺术家在画布上涂颜料，他要么被结果所强化，要么正好相反。如果他被强化了，他就会继续画下去。德国格式塔心理学家和艺术心理学家鲁道夫·阿恩海姆则认为，绘画是载有认知信息的文化符号，因此，视觉教育必须基于这一个假设，即每一幅绘画都是一种陈述。绘画不是呈示出物体本身，而是对物体的一系列说明和陈述。换言之，任何绘画所呈示出的物体都是作为一系列陈述（或说明）出现的。一幅画，如果不能形象地陈述有关的问题或主张，它就是无用的、不可理解的和模糊的，这样的绘画还不如一张白纸。这就是说，绘画也是一种含有认知信息传递的活动。

以行为主义心理学理论和方法取向为指导的绘画疗法表现出如下特点：①重视治疗目标的制定和靶行为，即明确界定预期要改变的行为的分析；②强调对创作过程的指导性；③对行为进行塑造或修正与矫治；④对积极行为予以表扬等强化；⑤充分发挥示范和模仿的作用；⑥注重效果的评估。例如，对一个有自卑心理问题的青少年实施行为主义理论取向的绘画疗法，可以先让治疗对象画自画像，假定他画出的是一幅神情沮丧、五官丑陋、衣着邋遢的身体上部的简笔画，那么治疗目的可以设定为"如何正确认识自己的身体意象"。疗法师通过观察发现治疗对象身材高挑、肌肉发达，于是可以要求治疗对象再重新画出一幅完整身体的自画像，例如，可以指导治疗对象利用想象画出一幅身着运动服、肌肉发达的、造型时髦的青年自画像。他还可以想象身旁有女孩正在用欣赏的眼光观察自己。对治疗对象的新作给予表扬，鼓励治疗对象回家继续画出各种理想中的积极的、正面的自画像，并张贴在自己卧室的墙上，日日观察，通过积极的意象来逐渐建构积极的、和谐的自我观念。

心理发展教育理论取向即发展性艺术治疗，是指根据个体心理发展的规律来评价作品和指导治疗过程。在这种意义上，美术治疗与艺术教育治疗同义。心理发展教育理论取向的绘画疗法或美术教育强调以下几个目标：一是增强对青少年儿童或成人治疗对象对图画、颜色和事物的感官刺激；二是教导治疗对象学习和掌握基本的绘画技巧，提高利用美术创作描述人物、事物和表达情感的能力，或经由与艺术材料的互动，帮助青少年儿童和成人治疗对象突破心理发展上的迟滞现象；三是通过作品创作和强化，提升个体的自尊心、自信心和自我效能感，纠正对自我意象的偏差，增强青少年儿童和治疗对象的心理正能量；四是借助于美术媒介促进绘画者提高观察事物的能力，丰富与扩展绘画者的生活经验，提高人际交往和社会的适应能力。

根据发展心理学关于个体心理发展的阶段理论，仔细观察分析个体不同时期的绘画作品，可以协助对个体的心理发展状况和治疗对象对自我身体意象的认知进行评估。

从发展心理学和艺术心理学的角度来看，视觉艺术有助于刺激人的右脑发展。因为艺术是人的第二语言，可用意象来表达概念和思考过程，刺激大脑右半球的发展或促进受伤右脑的康复。

在发展心理学取向的绘画疗法中，心理疗法师的作用主要在于：了解治疗对象在艺术表现上反映出来的与心理发展有关的主题或问题，知晓每位治疗对象个人心理发展的需要，帮助治疗对象发展其绘画的潜能。

五、人本主义取向

人本主义取向的绘画疗法的实践包括现象学绘画疗法、格式塔美术治疗、以人为中心的绘画疗法和存在主义绘画疗法等。人本主义流派的代表人物罗杰斯曾经说过，只有当个体处在一个无条件的真正的正向尊重的环境中，才能真正地、真实地表达他们自己。在对治疗对象进行绘画疗法的整个过程中，疗法师会给治疗对象提供一种完全尊重和积极关注的创作环境，对创作作品可以像精神分析治疗那样把它作为进行心理分析的依据和手段，也可以像结构化治疗那样，通过让治疗对象以绘画为中介发泄能量、降低驱动力，从而摆脱心理困扰，最后达到心理平衡，促进心理恢复健康。人本主义心理学坚持认为人是一种正在成长中的存在，是一种有自主能力、选择能力和易变的、具有建设性的主体，而不是本能的牺牲者，人有追求美德、爱、归属、尊重、价值和意义、追求自我实现、高峰体验等高级需求。Natalie

Rogers 发展了罗杰斯的理论，创立了"治疗对象中心表现性艺术治疗法"。她认为，在治疗过程中要营造出一种以治疗对象为中心的氛围，唤醒治疗对象内在的创造性和生命能量，而创作作品的过程实际上就是治疗对象接受治疗的过程。在这个过程中，绘画创作作为进入治疗对象无意识的钥匙，帮助治疗对象找到迷失的人格，平复情绪伤痛，解决内心冲突，最终通过发挥建设性的力量，达到自我完善的目的。

运用人本主义以治疗对象为中心、强调过程的学习方式指导的绘画疗法表现出如下特点：①疗法师要以真诚、积极关注和共情的态度对待治疗对象的情感和兴趣，创设一种促进表达的良好氛围；②疗法师与治疗对象协商创作主题，制订治疗方案，但选择何种艺术媒介和方法进行自我表现仍应以治疗对象的意愿为先，当然疗法师可予以建议；③重点促进学习过程的不断发展，学习内容退居第二位；④绘画安排可以无结构，可以从自由讨论开始，鼓励治疗对象用语言和图画自由表达自己的任何想法和感受，疗法师鼓励治疗对象充分调动自己的生活经验并将其融入创作中去，疗法师只扮演一个解惑释疑的角色；⑤鼓励治疗对象评价自己的作品和创作过程。因此，以治疗对象为中心的绘画疗法与表现型艺术疗法同义。

以现象学、存在主义和格式塔理论指导的绘画疗法实践也发展出一些具有自己特点的治疗模式。用现象学指导绘画疗法会着重强调治疗对象如何以不同的距离、视角和焦点来观察作品，协助治疗对象从作品中"看出"新的意境和新的意义，借助于疗法师与治疗对象的对话和提问（如"你看到了什么""怎么样"）集中讨论此时此画的感知觉和体验，注重对作品整体格式塔的知觉，借助于作品的构图、颜色、线条的表现方式促使治疗对象学会自我察觉，促使其意识得到丰富和深化，挖掘出作品现象背后的情绪情感、态度、认知、创伤和心理问题。

艺术也是个体自我奖赏的游戏。亚历山大·阿兰德就认为艺术是一种有着某种形式的游戏，这种形式能够产生美感上的成功转换或表现。游戏当然是一种令人愉悦的自我奖赏的活动，而转换或表现则是指艺术通过某种隐喻或象征的陈述、形象与运动表达出某种现实或感受的东西或意义。游戏虽然必须依从于某种既定的形式，但又是一种自我的探索性行为，那些被称为最伟大的艺术家们的人也往往就是那些敢与传统决裂并大胆引入新的艺术形式的人，因此，从这个意义上说，艺术也是游戏和创造的结合。因此，一些绘画疗法的实践者借助于美术媒介组织参与团体绘画疗法的成员开展讲故事、角色扮演等活动来表达情绪情感、促进自我察觉和提高人际交往能力。以存在主义思想指导绘画疗法的实践着重强调美术作品为个人对某种生命意义的追寻和回答，认为是作者赋予作品原本无意义的形式某种意义，而这种意义在作品中的实现就是绘画疗法的目的。尤其是自画像，可以帮绘画者自己和疗法师了解治疗对象："我曾经是谁？""我现在是谁？""我想成为谁？"在精神分裂症患者的世界中，别人的眼睛和嘴巴是可怕的，如存在主义所说的那样，他人的眼睛是埋葬自卑者的坟墓。

六、接受美学取向

艺术治疗不仅有创作的形式，也有欣赏艺术的形式。作品再好，还必须能被欣赏者接受和解读才行。接受美学的概念是由德国康茨坦斯大学文艺学教授尧斯在 1967 年提出的。接受美学认为，任何艺术作品，在观众没有欣赏或读者没有阅读之前，也只是一个半成品。只有从受众出发，从接受出发，艺术作品才能实现价值。接受是观众或读者的审美经验创造作品意义和发掘作品中的种种意蕴的过程。艺术作品没有绝对的永恒性，只具有被不同社会、不同历史时期的观众或读者不断接受和阐释的历史性，作者通过艺术作品与观众或读者建立起对话的关系。艺术心理学家艾伦·温诺认为，弗洛伊德之所以如此强烈地为米开朗琪罗的《摩西像》所吸引，有几种可能原因，也许，他研究那件艺术品是出于内心深处的情感需要，从而使他能在不知不觉中从《摩西像》中看到自己。这两个人起初都没有被他们的人民所赏识，最终却又被证明是正确的。也许，弗洛伊德是直接从塑像的纯净之美中获得了愉悦。要不就是出于进一步的知性需要，使弗洛伊德能在富有挑战性的智力问题上测验他的机智。一些哲学家和心理学家认为，艺术家把重要的信息传递给观众，而观众获得美感体验的本质就是去领悟那些往往潜在的信息。观众将自己的愿望投射到作品的人物身上，获得了与作者相同的满足感。也就是说，创作艺术和感受艺术都使压抑的欲望得以满足。

艺术作品的价值在于它与欣赏者的期待水平不一致，产生了一定的审美距离。例如，世人往往难以一下子认同现代艺术的许多绘画作品和精神病治疗对象的原生艺术作品，经过对作品的分析解读之后才会有所感触。艺术的社会功能是通过作品影响观众和读者对世界的认识，改变观众和读者的社会态度和情感。

艺术的欣赏并不是被动的消费，而是显示赞同与接受的审美活动。宋代画家郭熙在《林泉高致集》中谈到观画时的审美体验："春山烟云连绵人欣欣，夏山嘉木繁阴人坦坦。秋山明净摇落人肃肃，冬山昏霾翳塞人寂寂。"五代时期的谭峭在《化书·书法》中总结的审美规律是："见山思静，见水思动，见云思变，见石思贞，人之常也。"绘画者将某种价值观赋予绘画之中，期待观众和读者能将其发掘出来。如清代方薰在《山静居画论》中评论的那样："古图画意在劝诫，故美恶之状毕彰，危坦之景动色也。后世惟供珍玩，古格渐亡，然画人物不于此用意，未得其道耳。""云霞荡胸襟，花竹怡性情。画家一丘一壑，一草一花，使望者息心，览者动色，乃为极构。"画山水花草是如此，画鸡也是如此。如清代李鲜在《秋柳雄鸡图》中所写的题记："凉叶飘萧处士林，霜花不畏早寒侵；画鸡欲画鸡儿叫，唤起人间为善心。"唐代张彦远在《历代名画记》中总结道："一言以蔽之，图画者，所以鉴戒贤愚、怡悦情性。"

第三节　绘画疗法的方法与程序

一、绘画疗法的方法

绘画疗法的方法主要可分有三种：自发性绘画、规定性绘画、合作性绘画。

自发性绘画是让治疗对象自发想象、任意涂鸦。它主张以最大的自由度表现治疗对象内心世界，抒发被压抑的伤痛情感、创伤经验等。通过自发性绘画，疗法师可观察到治疗对象隐藏的情结，推断出其最急需解决的问题。

规定性绘画是由疗法师给出一定的主题，让治疗对象在限制条件下作画，包括自画像、家庭画、房—树—人等。规定性作画可以帮助疗法师获取治疗对象隐藏的信息，使治疗对象洞察自我的状态。

合作性绘画是由英国儿科医生唐纳德·温尼科特首先提出的一种在心理医生和儿童之间共同进行的绘画活动，也叫作"接着画"或"续画"。这种方法主要通过让治疗对象对未完成的绘画进行添补，来激发治疗对象内心的情感交流欲望。

其他一些在绘画疗法中应用较多的具体方法有涂鸦、情绪宣泄、关注此刻、曼陀罗绘画等。

涂鸦常常被疗法师用在治疗开始阶段以战胜阻抗，引出潜意识的自发性意象。这一方法使治疗对象在治疗中能够不受威胁地、自由地、愉悦地表达自我。涂鸦完成后，可以要求治疗对象从各个角度分析所作的画，治疗对象从混乱的线条中可能看到各种形象，从涂鸦中发现的形象可以激励病人探讨由他们内部想法和感觉投射出来的潜在幻想。这些形象可能传递出有个人意义的重要信息。

关注此刻源于格式塔疗法，格式塔疗法强调"即时即景"的意识，任意一次动手的创造性活动都将卷入"身—心—灵"的过程。治疗对象的生活之所以遭到毁坏而变得支离破碎是因为他们与内在的生活失去了应有的联系，从而生成了一系列"未完成事件"。"未完成事件"在格式塔疗法理论看来，都是一些阻碍当下心理生活的无用的"情绪碎片"。格式塔取向的绘画疗法注重将治疗对象的过去和未来带回"当下"的纸和笔之间，运用颜色和形状将这些"碎片"视觉化，在画面上修补和完成那些"未完成事件"。

曼陀罗绘画由荣格从东方宗教引入西方心理学，荣格根据自身的经验，提出了曼陀罗——自性理论，认为曼陀罗是自性原型的象征。曼陀罗绘画具有如下功能：整合意识与无意识的冲突、预防与修复内心分裂、领悟生命意义及明确人生方向。

二、绘画疗法的程序

绘画疗法并没有一个普适的标准程序，但大多由多次的会见或活动组成，每次1小时左右，每周进行一两次，一般可以分为初始阶段、连续创作的中间阶段与鼓励实践的结束阶段。依据治疗目的和创作方式的不同，绘画疗法可以分为非结构性和结构性两大类。所谓非结构性治疗是指疗法师只提供绘画创作的材料，由治疗对象自由选择主题、自主创作的过程；而结构性治疗是指疗法师对创作的主题和媒介材料的选择事先做出明确的规定，由治疗对象运用材料作画的过程。

（一）初始阶段

绘画疗法初始阶段疗法师的主要任务：①建立良好的咨询或治疗关系，营造良好的治疗环境，取得治疗对象的信任，运用摄入性谈话和绘画的方式，了解和评估治疗对象的基本情况、个人成长史、心理问题的性质和严重程度、社会功能的状况等；②激发、唤起促进治疗对象主动参与绘画创作的积极性和自觉性，疗法师可以采取历史上和现实中运用绘画疗法自愈的案例分享与示范、口头鼓动、代币强化、团体热身活动等方式，帮助治疗对象消除心理防御和对治疗的阻抗，提高绘画疗法的依从性。如治疗对象不愿意主动开始动手绘画，可以先鼓励治疗对象与疗法师一起进行绘画，例如，采取互动的涂鸦绘画形式，促进良好关系的建立，鼓励治疗对象画出自己的优点；③讲解绘画疗法的非指导性和价值中立的规则，让治疗对象不要担心自己不会画或画得不好等问题；④结合晤谈的资料，仔细观察记录首次绘画作品的附属信息，但不要急于阐释作品的意义。经验表明，过早的解释反而容易导致首因效应和刻板印象的产生，甚至引发治疗对象的防御和阻抗，减少治疗对象对新的主题和内容积极主动的转换。疗法师不要对画作给予任何主观的解释和对性质的判断。

绘画疗法开始的指导语可以是："今天我们用绘画和图像来表达你的任何想法、情绪和感觉，你也可以画你的家庭、熟悉的人和事，或者画你的故事和梦境。"

（二）连续创作的中间阶段

绘画疗法创作阶段即促进改变的治疗阶段，这一阶段疗法师的主要任务包括以下几点：

第一，首先鼓励治疗对象采取非结构式绘画方式，自主选择绘画主题和绘画材料，充分发挥自己的想象力，不要给治疗对象提供临摹的作品。鼓励自由和大胆创作，鼓励不拘一格、不墨守成规。这样有利于观察治疗对象内心强烈想表达的主题和内容，以及第一个从潜意识中解放出来变成意象的反应；继而疗法师可以针对治疗对象的心理问题，启发、引导其进行有主题的绘画创作，例如，进行关于家庭或关于自我的主题绘画；或建议治疗对象更换美术媒介来实现上述治疗目的。疗法师要敏锐察觉和识别在治疗过程中呈现出来的新的主题和情感线索；形成治疗的持续感，有助于增进治疗对象绘画的成就感和自我控制感。

第二，每幅作品都应要求治疗对象写下姓名、自取的标题、创作的时间等基本信息，以绘画作品为媒介促进治疗对象通过作品对自己的生活和心理问题进行反思，帮助治疗对象继续克服因心理防御或阻抗、依赖等因素在创作过程中表现出的虚假情感或压抑其真实情感表达的障碍。突破阻抗的绘画主题和指导语可以是："画出你的面具和隐藏在面具后面的东西。"

第三，疗法师应与治疗对象围绕作品展开互动。疗法师鼓励而非强迫治疗对象对自己的作品进行解释，同时提供适当的反馈和共情支持。

第四，通过鼓励治疗对象谈论、进行新的连续创作或以新的媒介进行表现的方式来帮助其治疗暴露出来的或新产生的各种情绪情感问题。

第五，疗法师可以布置家庭绘画作业，尤其是当疗法师因为某些事务而不得不暂停1次或若干次治疗时，布置家庭绘画作业仍有助于治疗。

第六，建议在治疗对象的作品积累到一定的数量，疗法师了解的信息足够多之后才开始谨慎地阐释绘画作品的意义。

第七，注意同步收集和记录治疗对象病情变化等基本信息。

第八，在每次结束治疗时应妥善保管治疗对象的所有作品，不应丢弃和破坏，即使是涂鸦，也要告知其作品将保管在一个安全的地方，让治疗对象放心，保管的作品可以留待以后进行总结和回顾时使用。

第九，每次绘画疗法结束前应与治疗对象一起收拾材料和整理现场，这有助于强化治疗对象参与治疗的结构性。

（三）鼓励实践的结束阶段

当确认治疗对象在绘画疗法室发生了积极改变的时候，就可以进入结束绘画疗法的阶段，在这一阶段疗法师的主要任务包括：①通过引导治疗对象按创作顺序观看治疗过程中创作的所有作品，帮助治疗对象再一次重温整个治疗和改变的过程，比较治疗前后发生的改变在画作上的反映，巩固新学习到的认知和态度，植入新的观念和情绪模式；②在治疗结束之前鼓励治疗对象画出对未来的期望和目标，鼓励治疗对象朝这些目标付出努力，以实现自我；③鼓励治疗对象将新学习到的应对方式推广应用到日常生活的实践中去，鼓励其继续运用绘画的方法释放自己压抑的情绪情感，以陶冶性情，充分表达和促进自我实现，充实业余时间；④建议其加入当地社区的绘画兴趣团体，参观各种公开的画展，以获得更持久的社会支持。

第四节　绘画疗法的应用

绘画疗法最开始主要应用于儿童和一些特殊精神病治疗对象人群。20世纪初，绘画的象征意义引起学者们的兴趣，投射测验由此发展起来。到现今，绘画疗法经过几十年的发展已经延伸出多种绘画形式和丰富的治疗技术，比如，涂鸦画、续笔画、自由画，房—树—人测验、画人测验，家庭动态图、学校动态图等。近年来又发展出画多个自我、画一位异性、画雨中人、画曼陀罗、画安全岛、画此时此地的感受等。在这些新的形式中，疗法师不再仅限于用绘画来进行诊断，而是更重视绘画创作的过程本身，包括绘画的过程和谈论绘画作品的过程，通过这个过程来达到治愈治疗对象、提高治疗对象心理健康水平的目的。

一、绘画心理评估的维度与诊断原则

从评估的时空角度来看，绘画心理评估包括作品的静止信息和绘画过程的动态信息两个维度。静止信息包括线条的粗细、流畅性、使用颜色的种类与比例、构图、景物之间的关系、绘画的主题和内容，画面的大小、对称性、人物和景物的位置等。动态信息包括绘制物体的顺序、笔画的力度、作画的时间、伴随的情绪、停顿的次数与时间等。

从心理内容评估的角度来看，绘画心理评估包括心理发展程度、自我认知、认知水平、情绪种类与程度、家庭和社会人际关系、家庭与组织的气氛与凝聚力、人格发展、性取向、婚姻质量等多个维度的评估。

绘画心理测验具有诊断的价值。所谓诊断，就是诊察、分析与判断。绘画作品与绘画过程既然可以投射被试者的许多信息，当然就为疗法师了解治疗对象的内心世界开辟了一个窗口和一条进入潜意识的通道，关键的问题是心理医生能否敏锐地感知和捕捉到那些有价值的心理信息。事实上，经过长期的观察和经验总结，绘画心理测验总结了许多规律性的现象，这就为绘画分析提供了探索性的指南和参考框架。在利用绘画测验进行诊断时，尤其要注意如下几条原则：①注意作品的整体观察和细节分析相结合；②注重作品的静态特征和动态观察相结合；③注意作品的文化背景与被试者的个人成长分析相结合；④注重绘画测验与临床访谈、现场观察等检测指标相结合。

二、绘画疗法主要应用领域

（一）情绪功能的恢复

国内外的临床研究均证明绘画疗法在情绪问题的处理方面有着显著作用，尤其是在焦虑和抑郁问题上。Forzoni 等人采用绘画疗法对 157 名处于化疗期间的治疗对象进行心理干预，发现绘画使治疗对象更多地表达真实情感，从而使焦虑情绪得到放松。[①]潘润德采用绘画疗法对有情绪障碍的中学生进行心理咨询，发现中学生情感冲突的原因会在绘画内容中有所表现，给心理治疗提供了指引。[②]在地震灾害发生一年后，康凯等人采用绘画疗法对汶川某中学三年级的学生做了心理疏导，结果表明自由绘画在情绪释放和自我概念提升方面十分有效。

（二）社交功能的改善

国外学者 Kanareff 对 4 名孤独症儿童进行了长期的团体绘画疗法，每两星期一次，总共 38 次。治疗后，4 名儿童的社交技能得到显著提高。国内学者刘中华在对留守儿童进行心理健康教育的过程中发现，对留守儿童进行绘画艺术干预能改善留守儿童的人际关系，有利于其社交功能的发展。

①张碧云,冯佳森.色彩心理学意义的绘画艺术治疗探析——以焦虑症为对象[J].浙江工业大学学报:社会科学版,2019(3).

②罗芯敏,刘衍玲.绘画心理治疗的理论基础与实践应用[J].中小学心理健康教育,2022(1).

（三）认知功能的提高

绘画创作过程包含了非常复杂的心理活动，涉及绘画者的认知功能。国内一项针对4岁至13岁的孤独症儿童的干预研究，采用绘画疗法，对60名被试者进行随机对照，干预结果表明经过绘画疗法的干预组在心理健康发展和认知功能恢复上明显优于对照组。

（四）自我形象、自我概念、自尊水平的提升

Jackson通过研究即将辍学的儿童的心理健康并对其进行绘画疗法，发现即将辍学儿童的学习经验得到正强化，其自尊从而得到发展。[①]Visnola对肥胖治疗对象采用绘画疗法进行干预，发现肥胖治疗对象在干预中更多地启动内部资源，其自我意识和自尊水平都得到提高。Keve采用自由创作的绘画技术，对面临家庭及发展问题的儿童展开干预，发现绘画疗法可减轻治疗对象感受到的来自家庭及社会的压力，宣泄焦虑，从而提升儿童的自我概念。Strazisar对有学习障碍的儿童实施个体和团体的绘画干预，发现干预中儿童与同伴通过互动，发展了社交技巧，最终提高自尊水平。Stylwester的研究更为绘画可促进自尊水平的提高找到了生理学依据。他发现，大脑中神经传导复合胺的数量波动，影响了动作质量，也影响了自尊水平。其含量高与自我肯定和动作控制有关，含量低可导致愤怒和冲动行为的产生。人类的生命依赖于运动，有效的优雅的运动能使人产生满足感。而艺术提供的训练恰好产生了这样的技能运动，这些动作的展示引发人们的积极反馈，从而提升了自尊水平。

三、绘画疗法在团体和个体中的应用

团体绘画疗法是绘画疗法和团体辅导技术的结合，个体绘画疗法是绘画疗法和个体咨询技术的结合。二者都以绘画疗法为治疗的核心技术，但二者又存在明显的区别。在团体绘画干预中，成员间的互动成为治疗的要素；而个体绘画干预中，没有其他成员，疗法师的支持和催化是治疗的要素。

①黎莉，秦春婷，沈明翠，等."以画抒心，治疗自我"体验式学习背景下特殊儿童绘画疗法课程的应用探索[J].现代职业教育，2023(5).

（一）团体绘画疗法的应用

团体心理治疗集中了有相同或相似问题的治疗对象。在团体心理治疗中，要达到治疗的目的，首先就要建立起团体的信任关系。绘画以一种隐蔽和不具有威胁的方式，让团体成员在较短时间内暴露自我的真实情感，有利于在团体内快速建立起信任关系，从而有益于成员的评估和治疗的发展。

将绘画疗法引入团体治疗，创造性地促进了团体中的人际互动。在团体绘画活动中，绘画作品本身成为关注的焦点，因为绘画作品被视为个体的分身，而成员本人及其他成员对绘画作品的分享和讨论调动起团体内部的动力，这种动力在成员间流动，并最终成为促进成员自我成长的力量。临床上将绘画引入团体治疗尤其适合于焦虑、退缩、不善于人际交往的个体，抑或通常生活在自己防御性的人格面具之下的个体。

对于不善于用言语来表达的团体成员，绘画可以使他们以非语言的方式表达内心的想法和秘密，并得到其他成员倾听、理解和共鸣的机会；对于自我概念混乱、焦虑的成员，绘画提供了一种澄清混乱思想和情感的具体方式；对于生活在防御性人格面具之下的成员，绘画可以避免语言上的潜在威胁，对于绘画作品的解释也通常被视为不那么具有威胁性。绘画作品以一种意义深远的方式将个体的思想和情感呈现出来。在团体中分享绘画作品，能够增强自我价值感并促进更深入的人际交流。

（二）个体绘画疗法的应用

绘画疗法增加了疗法师和治疗对象互动的可能性，更有利于治疗对象表达自我；在个体绘画疗法中，帮助疗法师与治疗对象在开始阶段建立良好的关系。而在整个工作阶段，疗法师要鼓励并尊重治疗对象对绘画作品进行解释，促使治疗对象提高自主性和自我发现能力。绘画的过程和完成的作品使疗法师更加理解治疗对象隐藏的心理冲突和微妙情感，疗法师通过搜集治疗对象大量非语言的信息为治疗对象的改变提供更大的可能性。

在个体绘画疗法中，受过专门训练的疗法师将更多地发现治疗对象可能存在的心理问题，并将这些异常的关键点反馈给治疗对象，这种反馈是非批判性的，有时也是隐喻性的。在保持的咨访关系中，疗法师通过见证、陪伴治疗对象作画,让治疗对象体会到自己在画中宣泄出的情感、表达出的困境都会被无条件接纳。

四、绘画疗法应用的具体情况

(一)婚姻与家庭治疗

婚姻与家庭是一个复杂的社会系统和心理关系,一旦出现冲突和解体的危机就意味着发生了复杂的质变,而这种变化常常不是三言两语就能说明白的,正所谓"清官难断家务事",因为公说公有理,婆说婆有理,所以即使是疗法师也难以做到兼听则明。因此,在婚姻与家庭咨询或治疗中运用绘画评估与绘画疗法是非常有价值的。其价值体现在以下几个方面:一是绘画用人物大小、形象、位置、距离、颜色这些"中性语言"展示婚姻和家庭中各成员之间的角色、权力、关系、作用和情绪状况,避免了语言表达的情绪化和相互的指责,尤其有助于在家庭中受压抑和处于弱势的成员的表达,减弱了年龄的差异对叙事的影响;二是绘画是一种空间的表达方法,象征性地表达了家庭成员之间、作者与他人之间的心理距离,能准确而迅速地获得信息;三是具体形象的图画有助于促进治疗对象的顿悟和帮助其理清复杂的情绪,增进对自我在家庭中的现状的探索和领悟;四是直观的画面有利于夫妻和家庭成员之间相互沟通和分享经验,提高互动的弹性;五是从绘画评估中获得的信息可以为疗法师提出和设定治疗目标并进一步发出绘画的指令提供线索。

婚姻与家庭绘画疗法中有几个常被使用的绘画指令和方法:请夫妻各自画一幅可以代表他们婚姻状况或夫妻关系的抽象画,即可以使用任何符号、图形来象征婚姻的现状。例如,有一对夫妻,男方画了两条反向游动的鱼,女方画了房屋外面正在下雨的情境。前者象征了夫妻离心离德的心理感受,后者则表达了自己独守闺房而伤心落泪的心情。请夫妻或家庭成员各自画一幅全身的自画像,借此可以看出各自的自我意识和在家庭中的角色定位。例如,一位丈夫将自己画成正在忙碌的工作狂,妻子也将自己画成敬业的职业女性,而在实际生活中两人互相抱怨对方没有照顾好孩子和家庭。请夫妻或家庭成员各自画出一幅有着持续线条或只有一笔的随意画。请夫妻或家庭成员画一幅表现"来这里咨询的原因"的画，或者对他们说"请画一幅代表你们问题的画"。请夫妻或家庭成员画几幅画分别代表"婚前""新婚后的一段时间"和"目前"的现状。

这一阶段的绘画，有助于疗法师评估婚姻质量、家庭关系和探寻问题所在。例如，在家庭中处于强势地位的成员所画的画面较大，处于弱势地位的成员画的画面总是偏小；退缩或害羞的家庭成员多选择在诊室的角落独自作画，而家庭关系较好的成员会靠在一起作画；作画时不断地擦拭表明创作者具有焦虑感，相反，沉默许久难以下笔则提示该成员有阻抗或抑郁情绪；将家庭画得相当空洞反映家庭对该成员缺乏吸引力；将家庭房子画成红色可能提示该成员的家庭存在较大的冲突矛盾或家庭暴力。

在治疗阶段，请夫妻或家庭成员按照以下顺序进行创作：相互画出自己心目中的对方形象，并进行交换，相互鼓励表达各自的想法和期望。夫妻或家庭成员共同涂鸦，借以观察夫妻或家庭成员的个人投射、相互关系以及内心的联想。请夫妻或家庭成员画一幅画表现"你希望问题如何改变"或"你心目中的家庭应该是怎样"。夫妻或家庭成员创作一幅共同壁画，主题可以是他们常常为之争论、产生冲突或难以沟通的问题，例如，包括绘画者本人在内的"我们的全家福""生日晚会""我们家的一天"等。

婚姻与家庭绘画疗法每次需要进行 1.5～2 小时。在婚姻和家庭绘画过程中，一般不允许治疗对象相互交谈。

（二）儿童心理辅导与治疗

由于儿童语言表达能力有限，绘画评估和绘画疗法在儿童问题的咨询与治疗中具有独特的价值和作用。台湾绘画疗法师陆雅青以破碎家庭儿童为例的艺术治疗团体实务研究表明，房—树一人等绘画疗法手段对于处于破碎家庭的儿童的负性情绪有较好的释放作用。Cathy.A.Malchiodi 的研究表明，儿童绘画犹如说故事，尤其对于遭受家庭暴力、性虐待、身心创伤、分离等伤害的儿童具有独特的评估与治疗作用。

在青少年儿童心理咨询或治疗中运用绘画评估与绘画疗法是非常有价值的。其价值体现在绘画有助于语言表达有困难或难于用语言表达自己的儿童。

对于儿童的绘画作品，无论疗法师还是家长和教师都应该努力做到：

鼓励孩子采用任意手法、颜色和线条自由表达自己的一切想法和情绪。真诚地接纳孩子所画的一切好的或不好的，善良的或凶恶、仇视的，美丽的或丑陋的，积极阳光的或阴暗猥琐的题材。成人要努力去理解儿童在画中想告诉我们的东西，相信孩子是愿意成长的、有自尊心的，只要你相信他、尊重他和鼓励他，奇迹总是会发生的。仔细倾听孩子在画中想说的，在生活中说孩子需要听到的积极的话；将绘画变成一种孩子与父母、教师和疗法师交流沟通的媒介，鼓励孩子以后继续使用绘画的方式表达自己和记录自己的心情。

首先，艺术是个人经验和自我外化的一种形式，是可视的思想和感情的投射，在能够用语言说出心理创伤之前，使用视觉形式进行交流会更容易一些。绘画的形象及儿童对形象的反应，可以告诉我们他们所经历过的事件，表达他们的情绪情感和对事件的认识。心理医生可以通过绘画来了解那些不愿意说话的儿童的内心世界，知晓他们的心理需求，以便为他们提供必要的精神支持和帮助。其次，绘画有助于宣泄儿童经历创伤后的悲痛、哀悼和失落的情绪，减少创伤后应激障碍的产生。最后，绘画不仅是一面反映危机和痛苦的镜子，也是一种表现梦想、逃离恐惧和表达其他方式难以表达的经历的途径，有助于提升儿童对无法抗拒的环境进行象征性控制并建立内部安全感的能力，有助于其树立重新生活的信心。

经历心理危机后的绘画疗法的主要任务包括：接受经历灾难和自己受伤的事实；表达和宣泄压抑的痛苦情绪；适应亲人或朋友等逝者不在所带来的生活变化；将注意力投入社会兴趣等其他有意义的事情上去。在使用绘画疗法对经历心理危机后的儿童进行心理辅导时，应注意如下要点：①为了激励儿童参与绘画，提供给儿童的绘画材料在外形上最好具有较大的吸引力，以便激发儿童使用的欲望。为了鼓励儿童用绘画去自我表现，心理医生可以自己先开始画画，并可以装作不懂的样子，就绘画的内容、形式向儿童征询建议，以吸引儿童主动来指出和修改心理医生画得不好的地方；②心理医生应鼓励经历过创伤的儿童画出自己的体验，讲出自己经历过的可怕的事情，但不能强迫要求那些经历了创伤之后，情感尚处于麻木状态，根本不愿意绘画的儿童参加绘画疗法，也不能要求不愿意讲述自己作品的儿童说话；③无论孩子画什么，即使有时候他会对自己的父母、亲人和心理医生表现出怨恨，心理医生也必须不能对绘画内容产生偏见，要宽容与无条件地接纳，对于有愤怒情绪的孩子，鼓励其将自己最痛恨的情境和事件画出来，然后再鼓励孩子们将这幅画撕碎，丢在地上或再踩上几脚，以发泄不满和愤怒情绪；④在有些经历了不幸的儿童的画中会有退化的表现形式，或表现为儿时的涂鸦，或重复画同样的一些线条和圆圈，这些涂鸦和重复画同样的东西也许提示其可以强化儿童的安全感，或反映儿童对危机做出的执拗反应。遭受了性侵害的儿童常常不会画出身体的下半部分。心理医生可以对儿童的绘画作品表现出好奇和不懂的样子，这有助于使儿童消除陌生畏惧的感觉，从而建立良好的咨询关系；⑤经验表明，心理创伤会影响儿童选择绘画颜色的倾向。一般而言，多数经历了创伤的儿童只用两三种颜色，其中以黑色和红色居多，混合色使用较少。通过选择颜色，儿童表达他们心理上的伤痛和孤独、悲伤、脆弱、恐惧、绝望。案例观察表明，在经历了地震灾难的儿童的绘画中甚至会出现黑色的太阳；⑥对于刚刚经历了创伤的儿童，不要急于开始治疗，应在孩子的生活安定后，再实施绘画疗法，治疗时机的把握要视具体情况而定；⑦经历了创伤的儿童所画的作品往往反映了其内心的某些愿望，如一名中国四川汶川地震灾区小学生的画作中出现了几个流着泪、长着翅膀的天使，旁边还有这样的注解："如果能再活一次，长大后我一定把家乡建设得更美好。"

面对灾难和创伤，人不能只选择发泄，还必须选择坚强和反抗，因此，绘画还是表达治疗对象斗志和毅力的良好媒介。在疗法师的引导下，孩子可以画出鼓舞人心的画作。如儿童将救灾群众比作天使，将地震比作魔鬼，抗震救灾就是天使与魔鬼的斗争。除了这些经历了创伤的治疗对象所画的作品之外，还有地震灾难过后专业艺术家们所画的作品，这些画作表达了社会对受灾人民的关心和精神支持、对抗震英雄的歌颂和赞美，如军旅画家秦文清的油画《废墟下的光亮》赞美的就是一位在北川大地震中，蓥华镇中学被压在黑暗的废墟下的初中学生开着微弱的手电筒看书学习的场景。

在汶川地震过后，由"汶川大地震孤儿救助专项基金"举办的"坚强·爱和希望"汶川大地震灾区儿童绘画展在北京少年宫等地巡展，从绘画疗法的意义上说，这是一次发挥绘画疗法社会影响的有意义的活动。

（三）团体心理辅导与治疗

团体心理辅导或团体心理治疗的关键在于按照确定好的团体辅导目标或团体治疗目标吸纳具有同质性的成员。例如，对于一些害怕开学或对开学不适应的同学，可以考虑举行以"开学"为主题的团体心理辅导活动。团体大小视心理问题的性质而定，凡属于培养积极心理性质的团体人数可以稍多一点，而对于具有心理问题或疾病性质的团体，人数不宜太多。

疗法师应根据团体辅导的需要，设计不同的绘画主题。一般而言，团体绘画疗法的环节和操作方法主要有以下几方面：

1. 热身。团体活动的首先环节是成员之间相互熟悉，了解活动的目的、形式和规则之类的内容。可以要求成员闭眼并且使用手进行涂鸦，绘画结束后成员讨论完成这一任务的体验以及与现实生活的区别与联系；也可以要求画天空中的云彩，讨论云与人生或团体主题的区别和联系。如《黄帝内经》云："天之道也，如迎浮云，若视深渊，视深渊尚可测，迎浮云莫知其极。"这句话可以引发讨论的相关主题有天道秩序的变化与盛衰、情绪如云多彩而人生如云变化莫测等。

2. 增强团体感的绘画。通常采用画壁画的方式，先将壁画纸贴在墙上，团体成员面对壁画纸围成半圆，讨论壁画的主题，选择绘画的方式，如决定是每个人轮流上去画，还是由几个人一起画，但必须让所有的人都参与绘画。绘画结束后让每个人讲述自己的创作动机和创意。此方式有助于增进团体的凝聚力。

3. 探讨人际关系的绘画。通常创作人物可移动的壁画，第一轮，可先要求每个成员画一个人物，并裁剪下来；然后将自己创作的人物画贴在壁画纸上的任意位置，疗法师仔细观察成员所画的人物或替代的其他无生命的物件的大小、性别、外貌、颜色、张贴的位置和与他人图形的距离，引导成员讨论自己的创意、在壁画中的位置和距离的观察体验，借此探索成员的自我意象和与他人的关系，以及对团体认同的体验。第二轮，疗法师变换生活情境的指令，允许成员移动自己的作品在壁画中的位置，也允许成员修改自己的作品或重新画，由此再次引发讨论，观察体验的变化和心理成长。这种方式有助于成员增强对自我的控制感和自由的体验。对人际关系的讨论可以是要求成员"画一位自认为最好的朋友""画自己居住的集体宿舍或班级"。

4. 探讨自我意识和自尊的绘画。可以进行姓名的书写和图案设计或利用姓名的首字母设计出一个图案；可以要求成员画自己喜欢的动物，或者自己喜欢的植物等。

5. 探讨存在的焦虑问题的绘画。通过要求成员"将自己的理想和目标表达成某种东西"来引发对人生意义、恐惧、焦虑和抑郁情绪的讨论；对于有创作畏难情绪的老年人或其他表达有困难的对象可采用废旧杂志作拼贴壁画的方式，每个成员可以从废旧的杂志和报纸剪下自己喜欢的图片或文字标题，用胶水粘贴到壁画纸上即可。

6. 有关情绪问题的绘画。可以让治疗对象选择自己喜欢的色彩来表达自己的情绪，例如，可以自由选择一种单色绘制一种自己喜爱的物品或动物。

7. 表达愿景和希望的绘画。鼓励治疗对象用绘画表达自己的任意愿景与希望。

8. 关于心理压力与情绪困扰的绘画。鼓励治疗对象用绘画表达或形容自己内心感受到的压力和任何心理困扰，例如，用一条连续的线条象征乱麻似的情绪等。

第三章　音乐疗法

第一节　音乐疗法的基本介绍

一、音乐疗法的概念

音乐疗法是一门新兴的，集音乐、心理学和医学知识于一体的交叉性学科，近代音乐疗法源于西方。随着社会的发展，越来越多的人认识并接受了音乐疗法。

广义上的音乐疗法是指将音乐充分运用于治疗、康复、教育、保健等活动之中，以音乐作为治疗技术的一种方法。严格意义上的音乐疗法则是指综合性地利用音乐特性，有方向、有目的、有计划地将其运用于某些疾病的治疗和机能的改善之中。音乐疗法之所以被称为"疗法"，是因为音乐对人体的生理和心理活动可产生重要影响。运用音乐这一媒介，辅以相应的方法，能够缓解、解决人的某些生理或心理问题。从目前的理论及实践来看，音乐疗法属于辅助性疗法的一种。

在音乐疗法的众多定义中，美国天普大学教授布鲁夏在其《定义音乐治疗》（1989年）一书中对音乐疗法所下的定义较为科学，即音乐疗法是一个系统的干预过程。在这个过程中，疗法师运用各种形式的音乐体验，以及在治疗过程中发展起来的作为治疗动力的治疗关系，来治疗治疗对象以达到帮助其获得健康的目的。

在这个定义里，布鲁夏强调了三个方面的内容。第一，音乐疗法是一个科学系统的治疗过程。音乐疗法并不是简单、单一、随意和无计划的音乐活动，而是一个科学的、系统的干预过程。在实施音乐疗法时，疗法师会根据具体情况对治疗对象进行三个阶段的工作，这三个阶段分别为评估、干预和评价。这三个阶段环环相扣，层层递进，互为依据、前提和保障。其中评估是基础，是干预的依据，决定着干预的方式和深度。评价是对干预效果的总结，它根据干预数据及治疗对象的情况判断干预是否有效，从而科学、合理地调整接下来的干预步骤。

现在社会上有一些简单、单一、随意和无计划的"音乐疗法"，即让治疗对象听音乐、唱歌、跳舞，也许这些音乐活动对某些人来说能够引发一些音乐上的共鸣，使人的心理产生一定的变化，虽取得了一定的效果，但这些方法并不是真正意义上的音乐疗法，不具有任何临床的治疗意义。真正意义上的音乐疗法必然是一种在专业音乐疗法师有目的、有计划地引导下而产生改变，从而达到治疗目的和效果的治疗形式。

第二，音乐疗法主要通过音乐的体验来引起改变，从而达到治疗目的。音乐疗法是一种以音乐为媒介的治疗方法，以音乐为媒介是其区别于其他形式的心理疗法的根本所在。在实施音乐疗法时，疗法师运用与音乐相关的活动作为治疗手段，如听、唱、演奏、表演、创作、跳舞等，使治疗对象通过感受音乐，改变其认知，从而达到治疗的效果。

音乐疗法对音乐的界定是非常广的。它不仅包括我们常说的乐音，也包括噪音和大自然的各种声音，如动物的声音、海浪的声音等。同时，在实施音乐疗法时所选用的音乐是非常个性化的，它是由治疗对象的音乐喜好和音乐感受所决定的，而这些又与治疗对象个人的性格、爱好、经历等诸多因素有关。因此，音乐疗法中的音乐不可能"处方"化。我们在市面上看到的所谓"减压音乐""催眠音乐"等都不是真正的治疗音乐。

第三，音乐疗法必须包括音乐、疗法师和治疗对象三个要素。音乐、疗法师和治疗对象是音乐疗法不可或缺的三要素，缺少任何一个要素都不能将其称为真正、专业、正规的音乐疗法。音乐疗法一定是以音乐为媒介的一种治疗方法，无论作为治疗中的音乐还是作为治疗的音乐，音乐在治疗中都有着至关重要的地位。音乐疗法并不是人们想象中的简单地听音乐，唱歌，而是以音乐为媒介对人的心理进行干预，以及对认知进行调节。这个过程必须由经过专业训练的疗法师进行引导和控制，使治疗朝着预期的方向发展，从而达到治疗的目的。没有治疗对象，治疗就如无源之水，无本之木。

二、音乐疗法溯源

音乐疗法可以追溯到远古时期。巫医、祭司借助于音乐与天、与神明的沟通影响人的生理、心理，以缓解或稳定治疗对象的病情，可将其视之为一种早期的音乐疗法。有人曾认为，人类文明发展的历程就是一部音乐疗法史。古希腊神话中，阿波罗就是一个同时掌管音乐和医药的神。亚里士多德是相信音乐疗法力量的著名希腊人，他认为音乐具有促进情绪宣泄的价值。柏拉图则把音乐描述为心灵的药物。

在中国，音乐疗法古已有之。先秦时期，《白虎通·礼乐》中"调和五声以养万物"之说，体现出当时人们对音乐疗法的应用和对音乐疗法功效的认识。汉代《史记·乐书》中记载道："故音乐者，所以动荡血脉，流通精神而和正心也。"晋代阮籍在《乐论》中提到："天下无乐，而欲阴阳调和、灾害不生，亦已难矣。乐者，使人精神平和，衰气不入。"

唐代诗人白居易的《好听琴》中写道："本性好丝桐，尘机闻即空，一声来耳里，万事离心中；清畅堪销疾，恬和好养蒙，尤宜听三乐，安慰白头翁。"诗句强调了音乐调节人的心理的功能。宋代《欧阳文忠公集》中曾记载道，文学家欧阳修因忧伤政事而形体消瘦，虽屡进药物却无效。后来，他抚琴排忧，每天听古乐《宫声》数次，心情逐渐从忧郁、沉闷转为快乐、开朗。为此，欧阳修深有感触地说："用药不如用乐也。"

元代四大名医之一的张子和在用针灸法治疗悲伤过度的病人时，同时让一些乐手在一旁吹笛抚琴，配以歌声，来转移病人的注意力，这一做法取得了良好的治疗效果。为此，他在其撰写的《儒门事亲》中指出"好药者，与之笙笛不辍"，提倡让病人学习器乐，通过音乐来缓解疾病所带来的痛苦。

明代著名医学家张景岳在《类经附翼》中提到"十二律为神物，可以通天地而和神明"，说明音乐对人的精神世界的影响。清代名医吴师机不仅擅长膏药疗法，而且非常重视音乐疗法。他在《理论骈文》中写道"七情之病，看花解闷，听曲消愁，有胜于服药者矣"，点明了音乐对身心的益处。

三、音乐疗法中音乐的定义

音乐是一种反映人类现实生活情感的艺术。所谓音乐是指有旋律、节奏、和声的人声或乐器音响等相互配合所构成的一种艺术。我们常说的音乐是由乐音组成的，分为声乐和器乐两大类型，声乐和器乐又可以大致分为古典音乐、民间音乐、现代音乐（包括流行音乐）、原生态音乐等。音乐可以让人心情愉悦，并给人们带来听觉享受。同时，音乐也可以提高人的审美能力，净化心灵。我们可以通过音乐来抒发情感，改善情绪。

音乐疗法中所使用的音乐不仅仅是我们传统意识中的音乐，还包括大自然中所有的声音，如大海的声音、草原的声音、小溪的声音、动物的声音等。当然，实施音乐疗法时使用的音乐也可以是一些单纯的节奏、音响甚至是与治疗对象生活、职业相关的一些声响，如机器的响声、树叶被风吹动的声音等。可以这么说，只要是被治疗对象所喜爱或接受的声音，都可以作为治疗中的音乐，为音乐疗法所用。

四、音乐疗法中音乐的角色

音乐疗法是以音乐为媒介的特殊治疗方法。在整个治疗过程中，作为媒介的音乐，扮演着什么样的角色，将决定着音乐疗法的深度。换言之，音乐在治疗中的角色定位可以是基本的、主要的，也可以是辅助的、次要的。

根据布鲁夏的理论，音乐在治疗中的角色可以分为两大类，即治疗中的音乐和作为治疗的音乐。[①]所谓"治疗中的音乐"泛指在治疗中所使用的音乐，在这里音乐只是治疗的辅助手段，对治疗效果起到促进和加强的作用。如在一些歌曲讨论活动中，疗法师会让治疗对象播放一些现阶段自己爱听的歌曲，让其通过体验和感悟音乐来了解自己的心理，改变认知，从而改善情绪。又如，有些疗法师为了让治疗对象能够进入一种情境状态，在咨询中会选择播放一些音乐来帮助治疗对象进入治疗的某种状态。例如，在帮助一些参加过革命的老红军重塑自信时，疗法师在活动中给他们播放了一些革命年代的歌曲，老红军们听着音乐，回忆起当年的点点滴滴，激动之情溢于言表。

所谓"作为治疗的音乐"是指将音乐运用到治疗中，结合音乐的特殊性直接对治疗对象进行治疗。在这里，音乐是治疗中唯一的、基本的手段，发挥了它的主导性。如在音乐引导想象中，疗法师根据治疗对象的情况和需

---

①吴晶.音乐治疗中的治疗关系[J].青年文学家,2009(23).

求，制订治疗方案，并选择相应的音乐。治疗对象在疗法师的引导下通过音乐进行想象和体验，从而改变认知，调节情绪。

五、音乐疗法的意义

（一）音乐疗法促进了生理、心理科学的发展

音乐疗法借用音乐与治疗对象共情，导出治疗对象的不良情绪，并通过音乐疗法师有目的、有计划的音乐安排使治疗对象的生理、心理回归稳态。大量相关的实验结果证明，音乐疗法中的音乐能引发治疗对象神经系统、内分泌系统、免疫系统等人体其他系统的良性反应。在系统的音乐疗法的干预下，这些生理、心理反应激发了治疗对象的良性情绪。音乐疗法中的大量例证为相关生理、心理学研究提供了鲜活的素材，使有关研究能以更广、更深的视角对人的生理、心理现象进行解读。

（二）音乐疗法扩大了精神医疗的边界

常见的心理咨询、心理分析、催眠疗法都属于精神医疗，音乐疗法也属于这一范畴。心理咨询、心理分析、催眠疗法的治疗方法和理论都较成熟。这易使其治疗途径不免落于窠臼。音乐疗法的提出，则为精神医疗提供了新的视野，使疗法师能以全新的、不同的方案解决问题。在实践中，音乐疗法还与心理咨询、心理分析、催眠疗法结合使用，多种疗法的共同协作运用可以产生意想不到的治疗效果。由此，音乐疗法开辟出新的、不同的应用方法，使精神医疗的边界大大拓宽。

（三）音乐疗法是中西医疗法的有益补充

音乐疗法还是中西医疗法的有益补充，它是非接触性的、有暗示作用的，治疗对象对这种非侵入式的治疗有很好的接纳性。音乐治疗能有效地调动治疗对象的积极情绪，双向调节人的神经系统、内分泌系统、免疫系统等，使治疗对象得以康复。音乐疗法中的音乐、疗法师只是治疗过程中的媒介和引导者，其真正的作用是激发治疗对象的潜能，让其实现真正意义上的自我修复。这种自我修复是人各项生理、心理活动综合调节的结果，有效地避免了传统中西医以药物、手术对人体进行侵入式治疗而对人的生理、心理

造成附带伤害。同时，音乐疗法可以减轻人体对药物治疗、手术治疗等传统医疗方式的排斥感，从而增强中西医结合治疗的效果。

第二节　音乐疗法的方法

音乐疗法以音乐为媒介，对人的心理、生理进行疏导。而音乐的独特性也决定了音乐疗法与其他心理治疗方法的不同。

目前常用的音乐疗法大致可以归纳为三种，分别是接受式音乐疗法、再创造式音乐疗法和即兴演奏式音乐疗法。

一、接受式音乐疗法

接受式音乐疗法又称聆听式音乐疗法，主要通过聆听特定的音乐调整治疗对象的身心，以达到祛病健身的目的。有关脑电波的研究发现，正面、积极的音乐可以激活人大脑的深层，如丘脑、豆状核等区域的反应。上述脑区包含多巴胺能神经元，其分泌的多巴胺作为脑内重要的神经递质，参与了运动、认知、情感、正性强化以及促进内分泌调节正向平衡等多种生理活动。

音乐疗法师根据治疗对象的具体情况选择合适的音乐进行干预式聆听，让治疗对象通过聆听音乐时所感受到的各种刺激来调整自己的认识和心理。这种遵循心理暗示原理的治疗方法，在音乐疗法实践中得到了广泛应用。由于文化传统不同，所以各国音乐疗法的发展处于不同阶段和水平，在采用接受式音乐疗法的过程中，运用的聆听形式也各不相同，接受式音乐疗法常见的方法有歌曲讨论、音乐回忆、音乐同步和音乐想象四种。

（一）歌曲讨论

歌曲讨论是接受式音乐疗法中最常用的方法，多用于集体音乐疗法中。它的主要方法是把人们集中在一起，以欣赏和聆听音乐的方式让治疗对象体验音乐，接受心理引导，以达到治疗的目的。从原理上来看，歌曲讨论也就是让治疗对象在欣赏完一段音乐后，结合音乐及歌词带给自己的感觉进行讨论而引发的一种心理干预。歌曲讨论中的音乐由治疗对象自己选定，其要求是所选音乐必须是治疗对象现阶段较为喜欢听的歌曲。音乐体验反映出听者的心理状态，深刻的音乐体验能帮助治疗对象认识和了解自己，从而调整自己的心理状态，实现身心和谐。

歌曲讨论一般以10人为宜。在歌曲讨论活动中，大家围成圈坐在一起，每个人将自己现阶段较为喜欢听的音乐选出来与大家一起分享，并与大家一起来讨论聆听音乐后的感受。其间，音乐疗法师会鼓励大家对音乐进行感受和思考，引导大家去理解和发现，但不会做出任何消极评价。在活动最后，疗法师会根据每位治疗对象的表现做一个相对客观的总结，帮助治疗对象更全面、更理性、更客观地了解和认识自己。

歌曲讨论的目的不是让大家去欣赏音乐，而是引发小组成员间语言和情感的交流，并帮助歌曲提供者客观地认识和了解自己喜欢这首音乐的原因，使其正确识别和判断自己思维和行为的正确性及合理性，以便客观地了解和认识自己。

同时，治疗对象对某种音乐风格、形式，或某首歌曲、乐曲的喜爱和认同往往能反映出其深层次的心理需要或人格构成特点，疗法师可通过深入分析、体验和探讨歌曲或音乐来了解和发现治疗对象的深层次心理需求和需要解决的问题，从而对其进行有目的的心理辅导和治疗。

由于歌曲讨论的形式和方法相对简单，因此它既可以用于较浅支持层次的心理干预，即引导治疗对象简单地讨论欣赏音乐的体验，也可以用于认知层次上的心理干预，即引导治疗对象对歌曲中表达的思想观念进行讨论，从而达到认识和改变错误认知的目的。当然，歌曲讨论也可以用于更深层次精神分析的心理干预中，通过讨论音乐体验来发掘治疗对象潜意识中的情感矛盾，以达到治疗的目的。

（二）音乐回忆

在人类社会中，音乐渗透于我们社会的各个领域，每个人在生活的特殊时期或重要年代里往往有其特定的音乐回忆。如一首抗战歌曲可以引发一位经历过抗战的老人对战争年代的回忆；一首《小芳》可以引起20世纪五六十年代人们的共鸣，引发对往事的回忆……

音乐回忆借音乐引发治疗对象的情感和回忆从而达到治疗的目的。音乐的特点决定了使用音乐回忆方法的可行性。脑电波研究结果也表明，适当的音乐介入，可以激活人大脑中的双侧海马，从而使其发挥记忆功能，将瞬时的音乐信息组织成一个整体，或在音乐信息和有关过去事件的复杂背景信息之间建立联系，在听到不同特点和风格的音乐时能回忆起相应的事件，从而在认知和情感上产生共鸣。

在进行音乐回忆治疗时，疗法师会要求治疗对象选择一首或数首歌曲、乐曲在小组中播放（这些歌曲或乐曲是治疗对象在自己生活经历中特别喜欢或对其特别有意义的）。音乐回忆既适用于集体音乐疗法，又适用于个体音乐疗法。在集体治疗中运用音乐回忆，可以使小组成员相互倾诉往事，宣泄情绪，从而小组成员相互支持和安抚，以达到促进相互理解和沟通情感的目的。

在个体治疗中，疗法师可以通过引发治疗对象的音乐回忆来达到了解和熟悉治疗对象生活历史和情感事件的目的，从而为治疗方案的确定提供方向。

（三）音乐同步

音乐同步是指疗法师使用录制好的音乐或即兴演奏音乐来与治疗对象的生理和心理状态实现同步。其原理是当治疗对象与音乐产生共鸣后，疗法师逐渐地改变音乐，引导治疗对象的生理、心理和情绪状态向预期的方向发展变化，以达到治疗的目的。例如，疗法师在给有焦虑症状的治疗对象进行心理指导时，可以先给治疗对象播放或演奏一段与他的情绪状态相一致的音乐，当治疗对象的情绪与音乐表达的情绪产生共鸣后再逐渐改变音乐。也就是可以先使用节奏欢快、亢奋，情绪积极的音乐，待治疗对象与音乐产生共鸣后，使用节奏较为明快、情绪较为积极的音乐，再使用较为抒情的音乐，最后使用优美抒情的音乐。当然，对于治疗对象而言，其音乐的安排应选择与此相反的顺序。但需要提醒的是，在音乐同步中所使用的音乐是疗法师在对治疗对象进行深入了解后，根据治疗对象的具体情况而制作或选定的音乐。

我们都知道音乐对人情绪的影响是非常大的，只要真正做到音乐与人同步，就可以使人随着音乐的改变而改变自身的生理和心理状态。但在这里必须注意，在音乐的选择上一定要符合治疗对象的审美要求，也就是音乐必须是治疗对象所喜爱的，至少是他所能接受的，否则无法达到音乐回忆的治疗目的。当然，在这里我们还必须注意个案性，也就是治疗对象生活经历的特殊性所造成的音乐特异性。例如，有一位治疗对象在童年时期，父母经常吵架，而每次父母吵架时为了不惊动邻居就会在家里播放很欢快的音乐。因而，每当听到欢快的音乐时，她都会有一种心烦意乱的感觉。所以，疗法师在为治疗对象选择音乐前，一定要尽可能多地对治疗对象进行了解，从而尽可能地避免引发治疗对象因生活经历而产生的音乐特异性。

（四）音乐想象

所谓音乐想象是指治疗对象在疗法师的引导下进入放松状态，从而能在为其特别编制的音乐背景里产生自发的自由想象。它的原理与精神分析学派的心理疗法有相似之处，即弗洛伊德精神分析观点，以心理动力学理论为基础，认为病人的心理障碍是压抑在"潜意识"中某些幼年时期所受的精神创伤所致。通过内省的方式，用自由联想的方法将这些痛苦的体验挖掘出来，让焦虑的情绪得到发泄，并对病人所提供的谈话内容进行分析解释，使病人领悟，从而改变原来的行为模式，重建自己的人格，从而达到治疗目的。

音乐疗法下的自由想象并非无意义，因为这种想象往往与治疗对象深层的内心世界和潜意识有着密切的关系。想象通常是生动的视觉联想，有时也会伴随着强烈的情绪反应。因此，在进行音乐想象治疗时，治疗对象必须在专业的音乐疗法师的指导下进行想象。如安全岛就是治疗对象在疗法师的引导下，通过音乐想象建立起来的。所谓"安全岛"，简单地说就是一个自己感觉最安全、最舒适的地方。这个地方可以在治疗对象内心深处，也可以是治疗对象曾经到过的某个地方（如家中的沙发、床，户外的丛林、海岛等曾经让自己感觉安心惬意的地方），甚至可以是任何一个治疗对象能想象到的地方。当一个人遇到灾难、突如其来的事故或情感挫折时，脑海里可以不断回想自己身处安全岛时的心情，想象自己并不是在经历痛苦，而是处在一个具有保护性的、充满爱意的、安全的地方，这样一来焦虑、惊慌、压抑等情绪可以得到一定程度的缓解。治疗对象首先在疗法师的引导下进入放松状态，接着疗法师会播放一些相对抒情的音乐作为背景音乐并引导治疗对象想象自己来到自己觉得最美丽、最舒服、最安全的地方，从而使治疗对象的心得到放松，这样安全岛就建立完成了。但需要注意的是，在建立安全岛的过程中，接受专业的音乐疗法师指导是非常重要的一个环节，这也是安全岛建立成功的关键。安全岛技术实质上是一种用想象法改善自己情绪的心理学技术。当压力造成负面情绪产生时，能够在内心最深处找到一个如世外桃源一般的地方暂避，这是音乐疗法中常用的一种心理放松技术。

在个体音乐疗法中，疗法师与治疗对象在音乐想象的过程中应保持语言交流，这样可以让疗法师随时了解和掌握治疗对象想象的内容和其当时的情绪状态，及时做好对治疗对象想象的引导和推动，以帮助推动治疗的展开。而对于集体治疗中的音乐想象，疗法师与治疗对象进行语言交流是治疗对象在听完音乐之后，自己向疗法师告知想象的内容，双方共同探讨想象的内容的意义，疗法师帮助治疗对象了解自我，体验自己的内心情感世界。在整个讨论过程中，疗法师绝不会对治疗对象的音乐想象做出任何对错评价，相反会鼓励他们尽可能地想象。因此，治疗对象可以没有任何负担地说出自己内心的真实感受。

需要强调的是，接受式音乐疗法中所选用的所有音乐都是根据治疗对象的具体情况而定的，没有固定的音乐，疗法师在对治疗对象的各方面进行了解后，根据治疗对象的特定需求选定。

二、再创造式音乐疗法

与接受式音乐疗法不同，再创造式音乐疗法强调治疗对象的参与性，而非仅要求治疗对象聆听音乐。它利用特定的音乐变化与感情变化的复杂对应关系，让治疗对象参与一些音乐活动，使他们投身于音乐表演及创作中，感受音乐，并通过歌曲欣赏和音乐想象等方法，使其心理在音乐活动中被同化和感染，从而达到身心和谐的目的。再创造式音乐疗法的常用方法有两种，分别是演奏演唱法和音乐技能法。无论演奏演唱法还是音乐技能法，都是在帮助治疗对象学习音乐的前提下，让其将自己内心的情感通过音乐宣泄出来，从而达到治疗的目的。

采用演奏演唱法治疗时，对治疗对象在音乐知识和技能上没有过高的要求。在治疗过程中，治疗对象只需参与到音乐活动中，依据自己对音乐的理解，去想象、去体验即可。再创造式音乐疗法的演奏演唱法特别适合帮助他人建立正确的人际关系，树立自信。在该类音乐疗法活动中，治疗对象在音乐疗法师的引导下，经由他律（音乐活动中注意观察周围人的反应）、自律（以自我为中心，对自己音乐活动的沉浸）、融合（通过观察自身，逐步理解、融入周围人的音乐活动，并形成一种自觉的团体意识）各个阶段的体验，开始逐渐融入集体生活，找到属于自己的位置，增强自尊心及自信心，学会正确评价自我，最终提高人际交往能力。

　　音乐技能法可采用以音乐学习为目的的治疗形式，也可以采用不以音乐学习为目的的治疗形式。以音乐学习为治疗目的时，治疗的中心集中在音乐行为的结果上，治疗对象需要克服自身的生理或心理障碍，努力学习音乐技能，最终获得音乐上的成功。学习音乐技能的过程同时也是体验音乐的过程，在此过程中，治疗对象要不断解决问题、克服困难，才能获得成功。音乐技能法可以使治疗对象强化学习动机，提高承受挫折的能力，最终把自己在学习音乐的过程中所获得的成功经验运用到日常生活中去。

　　音乐技能学习通常以个体治疗的方式进行，而演奏、演唱虽然可以用于个体治疗，但更多地运用于集体治疗之中。如现在非常流行的合唱音乐疗法就是一种演奏、演唱音乐疗法。其对参加合唱的人员的歌唱技术没有硬性的要求，只要你愿意就可以参加，至于歌唱技能可以在活动中不断学习。合唱活动是一项集体活动，需要每一位治疗对象相互理解与配合才能完成。采用合唱音乐疗法的真正目的并不仅仅是让治疗对象学习歌唱技能，而是以合唱活动为媒介和平台帮助治疗对象认识自我，重塑自我，建立自信，协调人际关系，从而达到身心愉悦的目的。

　　合唱音乐疗法产生作用的原理就在于音乐有着强大的潜在力量，它可以影响人的情感，使人的情绪产生波动；它可以沟通人际关系、增进社会交往；它可以帮助个体实现自我，完善人格。音乐对人的作用实际在于个体行为上的改变。可以说，音乐疗法是一门"行为"科学，它可以激发人的情绪并改变人的行为，可以满足人的情感需要和审美要求，并引导人培养良好的行为方式。这些正是音乐疗法的目的。

三、即兴演奏式音乐疗法

即兴演奏式音乐疗法在欧美国家非常常见，在一些欧洲国家，音乐疗法甚至就是指即兴演奏式音乐疗法。它所采用的乐器大多较为简单，以奥尔夫乐器为主，不需要经过训练就可以演奏具有节奏性、旋律性的音乐，如铃鼓、木琴、三角铁、铝板等。治疗对象可以在不需要学习的前提下根据自己的喜好演奏各种节奏，而疗法师多数情况下会选用钢琴或吉他与其一起演奏。

即兴演奏式音乐疗法的原理是人们对和谐音乐的体会及对不和谐音乐的趋避。我们都知道，旋律是音乐的基础，是人们接受音乐的主要形式。研究表明，人的大脑颞叶上回负责旋律的识别和再认，同时也能辨别和谐与不和谐的旋律并对其进行转换，寻找和体验和谐音乐。

即兴演奏可分为有标题性和无标题性两种。所谓有标题性即兴演奏是指由疗法师或治疗对象先确定一个主题，然后治疗对象按照各自对主题的理解和思路进行演奏；所谓无标题性即兴演奏是指治疗对象在完全无主题的情景下进行自由演奏。

即兴演奏的过程一般分为和谐、杂乱、和谐三个阶段，这三个阶段持续时间的长短由整个治疗小组的人际关系状态决定。因为每一个成员都会在刚开始的合奏中保持自己应有的社交礼貌，克制自己的个性而表现其友好的一面，在演奏时较为克制自己的冲动和表现欲，注意配合其他人，所以这样的演奏会使音乐听起来相对和谐。然而这种和谐只是暂时的，随着演奏的不断深入，个人的特点、个性以及人际关系矛盾会逐渐显露出来，音乐就会慢慢变得杂乱无章，难听刺耳。而这种矛盾、不和谐的音乐效果又是每一个成员不愿意听到的，于是大家在无法继续忍受的情况下，又会因为要改变这种杂乱无章的音乐效果而不得不改变自己，以适应他人，最后再一次达到和谐。值得注意的是，在每次合奏完之后，疗法师都要引导治疗对象进行讨论，让每个人都说出自己的感受和对他人演奏的感觉。这样每个人在小组活动中的行为表现都能直接、及时地得到反馈，这是学习适应社会生活和人际关系最好的机会和环境。通过小组成员的相互评价，可以使每个人了解自己，学会在这样的环境中确定自己的位置，从而改变自己不当的社会行为，学会与别人和谐相处。而疗法师要在理解的基础上对治疗对象的情感进行分析指导，以达到治疗的目的。

随着音乐疗法在心理治疗领域中不断深入地发展，"音乐处方"概念也越来越多，实际上，音乐疗法中没有所谓"音乐处方"之说。音乐疗法虽然也属于治疗领域，但它与其他治疗方法截然不同。音乐疗法的特点和治疗对象的特异性决定了音乐疗法领域没有所谓绝对的"音乐处方"。我们都知道，人由于性格、性别、地区、心情、经历和成长环境不同，欣赏同一音乐时的感受也是不同的。例如，同样是欣赏《春节序曲》，常年生活在城市里的人，音乐可能会使他联想到人们在过年时吃年夜饭、发压岁钱的情景；而常年生活在农村的人，在欣赏这首音乐时他联想到的可能是过年家家户户放爆竹、贴窗花、打年糕、串门的情景。即便是同一个人，由于心境的变化，在欣赏音乐时的感受也会不一样。例如，欣赏贝多芬的《月光》，当一个人处在热恋期时，他会觉得这首音乐很美、很抒情；而当他失去恋人时听这首音乐，则会觉得凄凉、悲惨。这其实就是音乐带给人的不同感受。因此，选择音乐进行音乐治疗时不可能像我们平时生病到医院看病一样，感冒了吃感冒药，胃痛了吃治胃痛的药，而是要根据治疗对象的性格、心情、经历、成长环境等特点以及治疗对象当时的具体情况，有针对性地选择音乐。

音乐的特性决定了音乐疗法的与众不同和有效性，音乐疗法正以其独特的方式和方法在帮助解决人类心理领域的各种问题中发挥着独特的作用。

第三节 音乐疗法的应用

作为音乐、心理学和医学相融的交叉性学科，音乐疗法与很多知识相关。从音乐的角度看，音乐疗法与音乐心理学、音乐社会学、音乐人类学、音乐美学、音乐神经生理学、音乐教育学、音乐史、乐理、音响学、音响心理学、美术、舞蹈、戏剧、诗歌等知识密切相关。从治疗的角度来看，音乐疗法又与心理学、心理治疗与心理咨询、精神病学、社会工作、宗教心理及体验、工娱治疗、药物治疗及手术治疗、职能治疗及物理治疗、语言治疗、听觉治疗、特殊教育、艺术治疗等知识联系密切。

随着音乐疗法的发展越来越深入，其在临床上的应用也越来越多样化，所涉及的领域也越来越广。在美国及西方一些发达国家中，音乐疗法被广泛应用于医院、学校、诊所、社区、老人院、托儿所、监狱、特殊教育机构等场所。在音乐疗法发达的美国，国家注册音乐疗法师的工作分布在艾滋病、精神病、帕金森病、语言障碍、青少年犯罪、外科手术、临终关怀、家庭治疗、儿童心理治疗等领域。

此外，音乐疗法也被应用于健康人群的治疗，如精神减压、产妇分娩、疼痛控制以及个人的自我成长等方面。

一、音乐教育领域中的应用

音乐疗法在音乐教育领域中的应用包含奥尔夫音乐疗法、达尔克洛兹音乐疗法和科达伊音乐疗法等，其中应用最广泛的是奥尔夫音乐疗法。奥尔夫音乐疗法是在奥尔夫音乐教育理论体系的基础上发展而成的，被广泛地应用在儿童音乐教育领域，也被应用于治疗智力残疾和孤独症儿童。

1926年，德国著名音乐家卡尔·奥尔夫创立奥尔夫音乐教学法。奥尔夫音乐教学法主要是针对儿童音乐教育设计的，其使用的工具包括嗓音和以各种打击乐器为主的一整套乐器。在整个音乐教学的发展历程中，奥尔夫本人并未有意识地将自己的音乐教学法与音乐疗法相结合。奥尔夫的音乐教育方法主要针对的是正常的儿童人群，并不是针对有特殊问题的儿童人群。然而，从20世纪60年代起，德国的音乐疗法师格特鲁德、卡罗尔和耶加德依据卡尔·奥尔夫的音乐教育思想，经过不断的探索与实践，逐步发展并最终开创了系统化的奥尔夫音乐疗法方法。

（一）奥尔夫音乐疗法理念

奥尔夫音乐疗法的核心理念的创立基于两个假设：一是每个人都有能力参与音乐活动；二是在学校教学中使用的音乐在本质上一定具有音乐的基本要素。儿童无论有无能力都能够参与到奥尔夫的音乐活动中来，活动可以运用说话、歌唱、乐器演奏或舞蹈等各种音乐形式。在整个活动中，教师充当引导者的角色，把每个孩子安排在一个他可以胜任的演奏位置上。

20世纪80年代，科拉列·斯内尔从9个方面总结了奥尔夫的基本观点：①教育应视个人的能力、潜力和特殊需要而定，为个体提供全面发展的机会与体验；②创造力是所有人类具有的先天特点；③每个人都具有表达的潜能，且会在适当条件的刺激下做出反应；④愉快的体验可以强化学习过程，并为学习过程提供持续的动力；⑤与其他学习相同，音乐学习应该成为参与式体验的结果，并通过其引发学习过程；⑥音乐对人的成长至关重要；⑦对乐理的学习应直接产生于参与奥尔夫音乐学习的体验之中；⑧儿童学习音乐最好的途径是通过重复过去的、在人性的本能中获得音乐性的过程；⑨团体是重要的，而个体在团体中的作用是独特的。

"整体艺术"是奥尔夫音乐疗法的核心思想，它是一种把音乐、舞蹈、节奏、语言融合在一起的音乐行为教育法。其主要的特点为原本性、整体性、节奏性和交流性。

奥尔夫认为"音乐感觉"是每个儿童与生俱来的能力，音乐活动应该在自然环境下进行，符合儿童生活经验并遵循其天性。[1]即便儿童不具备相应的专业技能，也不影响其在感受音乐后，根据自己内心的想法，用肢体、歌声、语言等抒发情绪、表达自我。在音乐活动中，奥尔夫不再将获得专业的音乐技能作为学习治疗的目标，而是希望儿童能通过参与简单易操作、贴近生活、丰富有趣的音乐游戏活动，获得多重的感官刺激，产生参与的兴趣，从而进行对外部世界的探索。为了让儿童在活动中获得成功的体验结果，人们在设计有关的音乐活动时，应该从儿童自身的特点和水平出发，设计与各阶段儿童发展水平相适应的活动，从而推动儿童进行新的尝试与发现。

奥尔夫认为，作为多元化的行为体验，音乐活动使儿童在音乐中获得音乐感知、身体律动、演奏体验和言语表达等各种行为体验，这些体验为儿童提供了听觉、触觉、视觉等多重感官刺激，使其在愉快的氛围中积极参与。先对音乐原本性的内容，如节奏、听觉感知等进行一定的学习和训练，更有助于其他内容的学习。

①李波.奥尔夫音乐活动在幼儿音乐教育中的重要性[J].艺术科技,2017(2).

在素材和乐器的使用上，奥尔夫遵循儿童的发展规律，倡导"循序渐进"的核心思想。其所选用的歌曲内容都非常贴近儿童的生活，例如，民间的童谣、民歌等。歌曲中旋律、节奏等音乐要素，乐器的选择也都与儿童的发展水平相适应，由浅入深，逐步推进。

（二）奥尔夫乐器

奥尔夫乐器主要以打击乐器为主，由有固定音高的乐器和无固定音高的乐器组成。有固定音高的乐器包括木质的高、中、低音木琴和金属（或钢片等合成金属）的高、中、低音铝板琴，还有声音更高更清脆的小钟琴。奥尔夫乐器编制中也有少量的弦乐器，主要指像大提琴那样的只有两板弦的低音弦乐器。无固定音高的乐器一般以四大类乐器为基础，即木质类、散响类、皮革类和金属类乐器，它们在组合编制上也并不是无章法地随便编制在一起的。

二、音乐疗法在心理治疗领域中的应用

音乐疗法在心理治疗领域中的应用包括邦妮的音乐引导想象、鲁道夫-罗宾斯音乐疗法、心理动力学流派的音乐疗法以及行为学派的音乐疗法等，其中邦妮的音乐引导想象是音乐疗法在心理治疗领域中最常见的应用模式。

音乐引导想象由美国著名音乐疗法家邦妮所创立，简称GIM。美国音乐与联想协会（AMI）认为，GIM是以音乐为中心的，对意识进行探索且用特定排列组合的西方古典音乐来持续地刺激和保持人内心体验动力的一种方法。

（一）GIM技术的发展

GIM技术的诞生，最早可以追溯到20世纪70年代美国马里兰州精神病研究中心的一项研究。该研究中心试图在毒品依赖者身上使用一种被称为"LSD"的药物，以制造一种类似于毒品所带来的高峰体验，从而替代毒品。音乐疗法师邦妮博士从自己演奏小提琴时所体验到的高峰体验中获得灵感，试图用音乐与放松相结合的方法来增强LSD所带来的高峰体验，此后，音乐便在LSD治疗过程中被一直使用。很快，人们便注意到音乐可以促进治疗对象集中注意力，从而使治疗对象能更多地注意自己的感受和体验。后来由于

某些原因，LSD的实验被美国政府禁止了。研究者们又开始把研究的焦点集中到对音乐作用的探索上，他们通过研究得出了音乐本身就有引导治疗对象获得高峰体验的结论，并且通过实验还证实了音乐也可以引导治疗对象进入较深的意识层次从而引发高峰体验。截至1974年，GIM治疗所使用的音乐组合和治疗程序已基本形成。

现在世界上最权威的音乐引导想象机构是美国GIM行业协会——AMI。它的主要任务是负责GIM疗法师的资格认证和项目培训。该协会有着非常严格的培训机制和培训过程，要想获得GIM疗法师的资格通常需要花费3年至4年的时间。

（二）GIM技术的理论基础

人本主义和超个体心理学是GIM技术的基本理论，其目的是强调个体的自我意识和音乐对自我发展的影响，其方法也根植于人本主义和超个体心理学理论基础之上，以增强个体对自我体验和了解。

人本主义心理学的早期理论以著名心理学家马斯洛所提出的被称为"自我实现的金字塔"理论为基础。该理论认为人的需要发展过程是由基础的生理需要逐步发展到复杂的自我实现的高层次需要的过程，而自我实现则是一种试图达到人类最大潜能的自发的动机体系。人本主义心理治疗就是试图帮助个体在体验中完成这一过程，即在意识的转换状态中通过聆听音乐引发内省式的高峰体验，进而帮助治疗对象达到自我实现的目的。

超个体心理学是20世纪60年代末至20世纪70年代初在美国兴起的一个心理学流派。它被认为是人本心理学充分发展的结果，也被认为是人本心理学的派生物——"超现实心理学"，其目的是探求人类心灵与潜能的终极本源，关注人类幸福、人生价值、自我超越的途径、超越中的心理健康和意识状态等问题。

促使治疗对象释放自己内部的资源是超个体心理学的主要目的之一。超个体心理学认为自然的自愈能力和独立成长是所有治疗对象都具有的潜力，疗法师的作用不是替治疗对象解决问题，而是引导和帮助他们通过内省获得对自我的了解和认识，从而找到问题及解决问题的方法，自己解决自己的问题。

促使治疗对象超越自我是超个体心理学体验的最终目的。超个体心理学认为当治疗对象理解自己并不是完全孤立的，而是与其他事物相联系，且通过联系成为紧紧联系在一起的这个世界的一部分时，就会认识到自己存在于这个世界中想要达到的目的和应负的责任。一旦治疗对象了解了自己和这个世界关系后，他们就会获得个体自由，内心会出现方向感和责任感。

（三）GIM 中的音乐

在音乐引导想象中，其主要的治疗方式是使用音乐组合来帮助治疗对象进入自我的内部体验，继而关注自身内部体验，最终达到治疗的目的。GIM 中所使用的音乐并不是某一首音乐，而是特定系列的音乐组合，并且这些音乐不是随意地组合在一起的，而是根据专业的治疗要求进行选择及组合搭配的，且所选音乐必须能够引导治疗对象在治疗过程中完成所需要的联想。为此，邦妮发展出了一系列包含各种情绪特点的以西方古典管弦乐队作品为主的系列音乐组合，专门用于 GIM 的治疗，随后，其他音乐疗法专家也提出了自己的 GIM 系列音乐组合。这些都为 GIM 的发展提供了更为广阔的空间和基础，同时也为 GIM 的进行提供了更多的选择和体验。

在 GIM 的治疗中，音乐疗法师对音乐的正确选择成为治疗成功的关键因素。治疗情景和联想的体验由音乐建构，想象体验的运动方向也是由音乐所引导的。这就要求疗法师在治疗的过程中一定要选出适用于治疗对象的正确的音乐。"同步原则"便是音乐选择中的一个重要原则。这个原则要求音乐片段的情绪要与治疗对象的主要情绪相统一。选择音乐时，疗法师必须既要能明确音乐所传达的情绪，同时还要了解治疗对象的内部心理，了解和分析其矛盾斗争和情绪特点。为此，疗法师的投射和反移情也会进入治疗的情景中去，与治疗对象共情。

（四）GIM 的治疗过程

邦妮在 GIM 的发展中，逐渐总结出了 GIM 治疗中的四个基本组成部分，它们分别是预备性会谈、诱导、音乐聆听和后期总结。

预备性会谈是治疗的基调，它是疗法师了解治疗对象，与治疗对象建立关系的一个重要途径。在会谈中，疗法师将对治疗对象的既往史和主要问题进行评估。根据治疗对象的个体情况，会谈也有可能不止一次，在第一次会谈中，疗法师要给治疗对象解释GIM的实施过程和可能出现的联想体验。

在完成对治疗对象既往史的资料搜集，确立治疗目标后，疗法师开始对治疗对象进行下一个阶段——诱导阶段的治疗。诱导包括两方面的训练：一是放松；二是注意力的集中。邦妮在GIM的早期发展阶段就发现了放松对于治疗对象进入联想状态的必要性。通常放松的方法有两种：肌肉渐进放松和自主放松。这两种方法有其各自的特点，疗法师在预备性会谈中需要根据治疗对象自身的特点来确定哪种方法更适合治疗对象。当治疗对象在进入治疗室的时候表现出较强的焦虑状态时，疗法师可以采用肌肉渐进放松训练方式；而当治疗对象表现出较强的心理防御状态时，疗法师则应该采用自主放松训练方式，让治疗对象逐渐地在自我控制中体会到舒服的感觉。

在放松训练结束之后，疗法师为治疗对象描绘一个开放式的想象情景，我们把这称作"桥梁"，它的目的是方便治疗对象在随后聆听音乐的时候，选择方向或目标。如治疗对象在进行自主放松训练时联想到的是一片美丽的大草原，在进入音乐聆听时，疗法师就会引导其想象大草原上有一条小路直通远方。

在"桥梁"之后，疗法师开始播放预先选好的音乐片段组合，这一阶段即音乐聆听阶段。音乐聆听的时间通常在30~40分钟。在此期间，疗法师会要求治疗对象在聆听音乐的同时向自己口述其所联想到的内容，而疗法师则鼓励和引导治疗对象的联想，并通过提问的方式使治疗对象有机会探索所有联想可能带来的体验。在此阶段中，疗法师使用的是语言咨询技术。

这里需要注意的是，无论在音乐联想期间还是之后，疗法师对治疗对象所联想的内容都不做任何分析和诠释。但是疗法师必须通过对联想内容的澄清、语言鼓励和共情来保持与治疗对象的沟通和联系。

整个音乐聆听联想阶段可分为三种状态，分别是先导、桥梁和核心。先导的特点是联想事物的快速变化。它们可能是对音乐变化的反应，也可能是治疗对象自身一系列联想的变化。这些联想可能是图像的运动、电视画面、自然景色、几何图形、色彩条纹等，也可能是情绪等，没有明显的规律可循。

GIM 的后期总结阶段在每次的音乐聆听结束之后进行，表现为疗法师与治疗对象就音乐联想的体验做一些回顾和探讨。在这个阶段，疗法师并不会给治疗对象提供任何有关联想材料的分析和诠释，而会鼓励治疗对象自己找出联想材料与现实生活的联系，使其获得独立思考、辨别的能力和自信心，并进行自我审视。

随着音乐疗法运用的深入，GIM 治疗技术也被越来越广泛地运用于其他领域，但需要注意的是，GIM 治疗过程可以促使治疗对象深度了解和探索内部矛盾斗争，因此，GIM 技术并不适用于每一个人，特别不适用于精神病治疗对象。对于自我感知脆弱的人，也需要格外谨慎使用。随着音乐疗法的不断完善和普及、音乐疗法师队伍的不断壮大，相信中国的音乐疗法一定会迎来自己的春天。

第四章　诗歌疗法

第一节　诗歌疗法的基本介绍

一、诗歌疗法的概念

诗歌艺术隶属于人文学科，诗歌既是诗人强烈情感的自然流露，也饱含诗人创作时的深思熟虑。以情感为基础的治疗离不开对认知和行为的分析，而认知心理学同样也离不开情感，诗歌艺术与心理学的共性结合为诗歌疗法奠定了理论基础。"诗"是一种文学体裁，也是表情达意的语言的质量。"诗"的语言必定是极具内蕴又令人回味无穷的。诗歌疗法就是将这种语言艺术运用到心理治疗的过程。诗歌被创造出来后供人们分享，这个时候它就拥有了一股力量，它安慰着人们，令人们的生活焕然一新。在我们从事心理治疗的过程中，我们追求诗的意味，又以诗去感染他人，如此，诗意将生生不息。诗歌疗法探索人性，引导抉择，引导人们听从心灵和意志去做出决定。

二、诗歌疗法的分类

（一）传统心理学领域的诗歌疗法

传统心理学领域的诗歌疗法以诗歌作为传达感情的工具，促进治疗对象获得康复和发展。治疗者选择与治疗对象心境相同或相似的诗歌，鼓励治疗对象聆听或诵读这些诗歌，并产生共鸣，以释放受压抑的情绪，探寻自己的问题。疗法师亦可鼓励治疗对象自己写诗，自由表达郁积的感情，从中发现治疗对象的症结。诗歌疗法对诗歌的质量不作特别要求，而是注重治疗对象诵读或创作诗歌时激发出来的情绪。该疗法适用于神经症、精神病、药瘾、酒瘾治疗对象等，常用于集体治疗，亦可作为个别治疗的辅助手段。

（二）多元表达性艺术领域的诗歌疗法

表达性艺术疗法师必须在面对灵魂的光明与阴影时，保持近乎宗教信仰般的包容态度。疗法师必须熟练使用一些方法和技巧，来解构自身麻木及先入为主的成见，增加敏感度，破除不具创造性的固定模式，培养开放的想象力。

诗歌疗法在遵循诗歌艺术与心理学发展的同时，吸收了起源于欧洲20世纪70年代的现象学艺术治疗运动发展人保罗·尼欧所开创的多元表达性艺术治疗要素。诗歌疗法有别于一般传统的艺术治疗，它脱离了心理学框架，从人类学的角度来理解、发展表达性艺术治疗，主张感知互动的想象力需要不同的艺术形式来承载。而先敏感度后技巧艺术的工作原则和去中心化的工作方法，可以让我们有效地陪伴治疗对象在安全的空间里，使用艺术经验来远离问题中心。通过不同艺术形式和具体的感官经验来承载想象力，以进入一个去中心化的历程，为治疗对象提供一个另类世界的经验。就现象学而言，在另一个世界的经验里，我们关注的是实质的、非实质的以及人的元素在一个正在发生的创作行动里的相会，然后借由美学的分析解释将这种相会带到对话里，来激发治疗对象的敏感度与觉察力，激励并唤醒治疗对象产生新的可能性和学习动机。

诗歌疗法，在其象征性的意象建构之上，通过文字这种形式（文字的表达，即"写作"），让人同时回溯过去和展望未来，通过脑海中涌出的记忆图像（隐喻）和声音所传达的信息，促使个体去寻找意义。在写作的过程中，臣服于内心的所见所闻。这些"呈现"可以让人去发现自己究竟"卡在过去的哪个位置"（过往人生经验里循环往复的一个痛点），臣服于书写的此刻，让情绪流淌并观察它。作者允许作品感动自己的时候，那这个诗歌作品本身就成了治愈的工具。

三、诗歌疗法的缘起

据考证，最早意识到直觉、文字、情感对治疗极为重要的是古希腊人，亚里士多德就在《诗学》中探讨过"宣泄"治疗情感的作用，还论及诗歌所蕴含的深刻见解和普遍真知。今天"宣泄"被视为心理疗法的一个重要方面，"宣泄"的重要因素是情感共鸣，也成为诗歌疗法研究中重点考察的一个方面。

19世纪初，有学者指出诗歌可用于治疗精神上的疾病。1843年宾夕法尼亚医院报告《启蒙》中刊发了许多精神病患者写的诗歌。1925年，罗伯特·黑文·肖夫勒撰写的《诗歌诊疗：袖珍的诗歌药箱》以开处方的形式为治疗对象不同的情绪问题提供了不同的"诗歌处方"，其中一章辑录了多篇诗作，作者将这一章命名为"治疗焦虑的镇静剂（让人放心的诗歌）"。在本书中他提出了一个有趣且重要的观点：那些真正能起到疗效作用的诗作其实在作者构思酝酿之时就已开始了它的诊疗事业，而它的第一位诊疗对象就是那位诗人。弗雷德里克·克拉克·普雷斯科特1922年所撰写的《诗思》所引文献丰富，很好地将诗歌思想与心理学原理结合起来，可以说是这一领域的力作。

四、诗歌疗法的发展

1960年，布兰顿在《诗歌作药石之用》中亦主张对症下药，提出用不同的诗歌治疗不同的病，用不同的诗歌满足不同的情感需要。伊莱·格里夫的最大贡献则在于1976年为"诗歌疗法"定了名，这位诗人、律师、药剂师也在纽约克里德莫尔州立医院做志愿者。1969年，诗歌疗法学会成立，这标志着诗歌疗法正式被纳入体系，1971年开始，该学会每年都在纽约举办年会，1981年其与全国诗歌疗法学会合并。诗人、心理学家阿瑟·勒内于1973年在洛杉矶创办诗歌疗法研究院，它为诗歌疗法的长足发展做出了极大的贡献。《诊疗中的诗歌》涉及了诗歌疗法的多个方面，包括实践运用、理论方法和学术研究。贝利所撰的《从科学的视角看待诗歌疗法》也颇值得一提，它首次将统计的方法引入了这个领域。而哈罗尔所著的《诗歌的疗效》也是一本重要的著述，哈罗尔在这本书中从治疗的角度理解诗歌并按照这样的思路梳理了诗歌发展的历程，其间还借鉴了埃里克·埃里克森的"发展阶段"理论，并在梳理的过程中剖析了自己以前所写的日记、诗歌。

诗歌疗法发展至今，它的前期探索以及未来之路也会更加清晰。作为一名从事艺术（诗歌）治疗的疗法师，要时刻观照自己要在两种意识（心理、艺术）的结界中行走，在与治疗对象的互动过程中随时观察到自己当下的意识反应，以包容的态度接纳治疗对象及其作品全部的光明面与阴暗面，同时也需要不断保持和增强艺术（诗歌）上的创造力。

五、诗歌疗法的意义

（一）唤醒和引导普通受众的审美体验

首先，作为有艺术取向的疗法师，他们会遵循一个基本技巧，使本身不是艺术家并且时常觉得"没有天赋"的普通个人，能够投入某种艺术中并获得满足、理解艺术的基本现象，利用有限框架中的有限资源，扮演通向"美"的角色。

其次，从艺术治疗滋养心灵的角度来看，那就要超越正统美学追求形式美的传统理念，也必须超越"对美的判断因人而异"这一说法。有一种被称为"审美反应"的现象，这种现象发生在同时以艺术的表现者和观察者双重身份参与到艺术创作的人身上。它所强调的并不是如何用客观的标准来衡量艺术之美，恰恰相反，它强调在观看艺术表演或者面对艺术作品时，每个人会有自己独特的应对方式。这些应对方式触动心灵、唤起想象、感染情绪、引发思考，而治疗的目的则是注重它们的品质，而不是刻板地将审美反应和艺术形式对号入座。这也恰好验证了美学在深度心理学中的运用。

上述"审美反应"是由艺术产品引发的，它包含了各种意象。与这些意象对话，能令其展现出更多的美与更丰富的内涵，揭示其真正的内涵：着迷、厌恶、感人、麻木以及与美相关的爱欲体验。这些特质也存在于"非专业艺术家"身上。

这些创作过程中的"特质"并不是评判作品优劣的标准，但可以使这些作品与功利主义的艺术活动有所区别——那些为了达到某种目的而进行的艺术创作，比如，为了实现市场营销目标而创作的作品，为了通过各种预先设定好的机械性标准的测试和评估而拍摄的照片（并不是说艺术在这样的条件下不能进步，有时即便是功利主义的艺术也能繁荣发展）。所以从诗歌写作作为艺术治疗的手段角度出发，我们必须明确这一点，即评判这些诗歌作品不完全是从艺术角度出发的。

（二）诗歌疗法对全球化背景下人类集体意识的创伤治愈

1."集体创伤"的背景概念。集体创伤发生于大规模的群体甚至整个社会之中。对创伤性事件（比如，重大自然灾难、战争或群体性恐怖袭击等人为事件）的目睹，会刺激群体情绪，造成集体性的心理创伤的产生，严重的甚至会引发创伤后应激障碍的产生。这些事件影响广泛，直接受害与亲临目睹的群体范围很大。群体中每一个个体经历了大规模的失去：失去家人，失去经济能力，失去原有的社会地位，失去原来的生活。通常集体创伤在整个社群及代际之间传递，会进一步导致隔代创伤的产生，也会导致整个社会文化的转变。通过社会、家庭抚养教育以及基因的表观遗传机制，集体创伤引发的代际创伤会在以下9个方面凸显出来：物质成瘾、暴力转移、慢性疾病转移、孩子过度依赖父母、不可以公开地哀悼、幸存者的愧疚、受害者的身份认同、缺乏表达感情的能力、自杀倾向和抑郁症高发。

全球化和深度互联网时代，重大不良社会事件一旦发生，就会迅速传播，到达一个个体接受者那里之后，其影响是潜移默化的，甚至是不自觉的。如今，人们与麻木的机制相对抗是很大的挑战，加上代际创伤在集体意识里的留存，无论是个体也好，还是种族和民族也罢，这都意味着真正的饱含着爱的美的匮乏。

2.用诗歌艺术阐释爱的本质。生气与害怕、焦虑与愤怒并非居于中心的领域，在情绪状态开始改变的瞬间，我们就能感觉到情绪的循环流动。有时候，我们必须先处理生气的情绪，让泪水自然流淌，才能最终破涕为笑。有时候，我们必须进入绝望的深渊，才能从愤怒中得到力量。

如前所述，创伤会导致内在防御机制如麻木的形成。艺术疗法师需要首先确定这一点：爱和慈悲心与真正的美息息相关，对于治疗对象的防御要保持观照的心。而爱的定义其实并不属于心理治疗范畴，爱无法被确定归类为某种特定的感觉、情绪或心情。在爱中我们能感受到上述所有的感觉、情绪与心情，它不仅仅让人感觉舒适，还会让人产生厌恶、生气等负面情绪。

3.对个体成长中内在创伤的转化治疗。诗歌艺术基于它如前所述的特质：透过文字浮现出的"意象"，引发个体丰富的想象力，在个体与意象的对话过程中，展现出更多的美与更丰富的内涵，揭示其真正的意义。在此美学承担了一种"责任"。鲁道夫·阿恩海姆曾评论过艺术与爱欲的联系，他认为没有哪种艺术过程可以脱离爱而存在。从发现美到承担美学责任的过程中，有人变得麻木，这种麻木与防御的心理机制的形成不仅仅是个体性的，也是集体意识创伤在每个个体经验里留下的共同痕迹。美学责任以期在创作过程中重新发现"爱"，治疗对象的艺术表达创作过程蕴含着对爱的情感表达。

　　诗歌治疗这种表现形式唤起人们的注意力和同理心，而不是焦虑和抗拒，美让我们接近苦难的、痛苦的、丑陋的、令人反感的东西，并让我们在接近这些东西时，感受到它的力量。

你是谁

你是谁的声音

你是哪一种声音

在黑夜的窗台边

在白纸的印迹上

你是谁

你从哪里传来

在白昼的死亡里

在黑星的闪烁中

你是另外一种声音

属于你自己的声音

但是又能被我听见的

你是谁

是大海里的苍穹

是深邃

那你又是谁的谁

是紫色的竖笛吹奏

召唤鼠

召唤妖冶的入境

　　写这首诗时，作者内在正经历某种自我突变，变化速度之快让作者本人惊骇。"声音"这个意象，就是惊恐本身，它暗示着一种巨大深刻的内心变革，而通过"诗之书写"，作者本人见识了自己的"彼时面目"———一种自我关注意识的觉醒。同时，荣格在分析心理学与诗歌的关系时曾提及：一旦人们谈论的不再是那作为个人的诗人，而是那推动着诗人创作的过程，心理学的角度也就发生了转变，诗人就仅仅作为一个发生反应的主体进入我们的视野。这个主体进入了读者和作者本人的视野，他们关系的反应模式恰好也是荣格"原型"理论的印证，通过一首诗歌的书写，作者和读者都感受到"爱"瞬间发生了，它不仅是"友善和温柔的"，同时也可能是"痛苦的压抑的"，而转化的能量恰好就在于此。一首诗被书写出来之后，像一面镜子一样放在作者的面前，内在不愉悦的过往被意象显化，治疗即刻产生。

第二节　诗歌疗法的理论基础

一、诗歌疗法的文艺理论基础

诗歌疗法与现代诗歌艺术的发展有着密切的联系，诗歌艺术给人类带来审美体验，其存在意义与心理学层面的存在意义有着共性。[①]早期的存在主义思想家在诗歌中发现了创造性思维方式，这种充满想象力的创造性思维方式拓展和超越了理性思维模式。当在进行诗歌写作的时候，存在心理学派的心理学家发现：人们能够在这种自由书写的过程中，体验到个体过往充满苦痛或苦难的经历，这种强烈的体验感给予个体创作者一种心灵上的安抚。诗歌疗法涉及了文艺阐释和心理诊疗的经典议题，既要求其建立在精准科学和观察的基础上，又提倡感性细致地体贴他人的情愫和心绪。

> 在我的开始是我的结束
> 在我的结束是我的开始
>
> ——《东科克尔村》（节选）

---

①韩敬源.构建人与世界之间的"存在与联系"——左右诗歌的美学特征[J].西安翻译学院论坛,2022(3).

这是英国文学史上诗歌现代派代表诗人T.S.艾略特的墓志铭。从这两句诗以及这位诗人所属流派来看，我们发现艾略特这位伟大的英国诗人有其特殊之处，他说："诗人无不从自己的情感开始写作，难的是将一己的痛苦或幸福提升到既新奇又普遍的非个人高度。"亦如但丁，他为失去幸福而悔恨，但是他并不为个人的失望和挫折感所累，反而从个人的本能冲动中创造出永恒和神圣的东西。从艾略特的观点的提出追溯到人类诗歌的起源，可以发现它们确实有共通之处：诗歌是最古老的文学样式，它产生于人类的童年期，它主要起源于劳动，但也与宗教有关。这里的原始宗教性非个人的、神圣的元素，在古典主义者艾略特的现代诗歌创作中得以充分体现，而在艾略特及其以前的时代，现代诗歌艺术已经获得了极高的成就，出现了许多流派，经典代表如法国象征主义先驱诗人波德莱尔以及后期象征主义代表人物马拉美，而象征主义流派更为追求"通灵式"的美感。艾略特的《荒原》本质上描写了孤苦无援的个人面临无边的黑暗战栗不止，要解决当代社会的各种问题，非人力所及，唯有在隆隆雷声中静候甘霖降临。也就是说，《荒原》一诗含有基督教的底蕴。在此，我们之所以提及这位英国诗人，也正是因为在当代，诗歌艺术有某种回归人类原初的趋势，它并不单纯地在体验创造带来的个体成就感和内在满足感，其发展已达到了一个新奇又普遍的非个人高度。

现代诗歌形式的形成遵循了一个人类语言诞生与发展的客观规律：诗、音乐、动作起初合为一体，后来动作分离出来，就只剩下了歌。在歌里，音乐是诗，诗是音乐的内容，诗与音乐再分离开来，于是，诗便成了单独的文学样式、最早的语言艺术。所以"诗"（隶属于文学）与"语言"的发展密切相连。在这里，米歇尔·福柯提出语言概念：语言是一切被念出的喃喃低语，同时它也是一个透明的体系，当我们说话的时候，我们想要表达的内容就被理解了。简言之，语言既是全部历史所积累的词语的发展结果，也是语言本身的体系。文学与语言相关，又形成了自身的"文学语言"。无论被归属于何种流派，诗歌这种特殊形式的文学语言都具有其独特的存在价值。

诗与文学的发展、人类语言（包括现代人工智能语言）的发展密不可分。诗歌的起源如此古老，它伴随着人类语言诞生与发展，在无法记载的时代，它就已经以"歌"（喃喃地沉默）的形式存在。而如今到了数字时代，伴随人工智能技术的发展，"诗"这种充满人类原初样态的、灵性而又神秘的语言又面临着新的未知。诗歌艺术中的审美体验是它能深度激发人类情感共鸣的关键之处，勒内认为从临床医学角度来看，诗歌疗法着重关注的是人本身而不是诗歌本身，治疗对象无须统一他们对诗歌的理解，而只需做一个个人的解读即可。正是这种除去诗歌形式之外的审美体验，可以让诗歌疗法师在与治疗对象的交流中，更具人文关怀。

如果真要从艺术治疗这一滋养灵魂的治疗方式出发去探索美学，就必须超越正统美学追求形式完美的传统理念，也必须超越"对美的判断因人而异"这一过于简化的说法。有了这个前提，我们再回过头来看一看"美"以及"美学"，大概所有的艺术理论都在回应这个根本问题，虽然不是每个人都拥有艺术家的水准，然而作为人类的一分子，每个人都有自己的审美观。

从较高的艺术家的鉴赏水准来看，克莱门特·格林伯格提出"体验"并"观察体验"，他认为无论内省还是实验心理学都无法贴切地反映出艺术体验和创造中的精神。艺术、审美体验只是作为一个直觉问题、一个直接的顿悟表明自己的存在，常见的感官知觉是这样，内省也是这样。我们是怎么看的，怎么听的，怎么闻的，怎么触摸的，怎么尝的，或者是怎么感知的，这些都无法推理或推测。简言之，我们只能通过直觉来了解直觉，还不能用其他替代方式准确地了解直觉。

在这里，格林伯格把审美体验与"直觉"这种艺术家天赋中的思维模式（相对于抽象逻辑思维模式）联系起来。而同时他也提到，艺术这个概念，用经验来检验，其实最终不是取决于技巧（那是古人的观点），艺术与整体的审美体验是一致的，它并没有那么简单，它意味着转变你对自我意识及客体的态度。可见艺术带给艺术家群体以及普通人群的审美体验，都不是机械的、可用技巧说明的。比如，对一道风景的审美直觉，如果不用语言、素描、音乐、舞蹈、戏剧、绘画、雕塑或摄影等媒介表达出来的话，就只是个人的一种感受。而诗歌这种语言形式的审美表达有其独特的方式，诗歌虽然是用文字来表达的，但是它本身营造了一种氛围和意象，这种意象如果能让人感动，甚至让人产生一种感官效果，增强意识状态，那么这首诗就是一个杰作。

格林伯格还曾提过，审美和艺术无法区别来看待，一切审美体验都应该视为艺术，但是粗糙的、一般的审美体验和被常人认作艺术的那种审美体验是有区别的，前者被称为"原始"艺术，后者被称为"形式化的"或"形式的"艺术。审美体验不受意志的影响的观点表明：艺术可以无处不在，什么都能成为艺术。那么这样的艺术以及它带来的审美体验具有一种很平常的、并非高不可攀的地位。而这点与格林伯格式的批判立场并不相悖，审美体验不受意志的影响。

诗歌作为艺术的一种形式，可以被雅观，即我们通常所说的形式创作，加以专业的评论，这种审美体验本身是高度概念化的。而从杜尚的角度来看，诚如他自己所说，"我的每一次呼吸都是创造"。这种创造真的带来了前所未有的新鲜体验，它似乎挣脱了人的主观意志，美即可显现。

二、诗歌疗法的心理学基础

（一）弗洛伊德理论对诗歌疗法的影响

诗歌疗法的心理学基础主要是精神分析学。弗洛伊德告诉我们，潜意识、本能欲望、矛盾是幻想和文学作品的内因。[①]布兰德在论及弗洛伊德将写作引入心理疗法所产生的作用时这样说道，总而言之，弗洛伊德的理论，譬如他所谓诗歌和精神分析学共享着潜意识材料如梦、幻想，他的成体系的自我分析，颇具里程碑意义，不断启发后来者的诊疗实践。对弗洛伊德而言，诗歌与心理疗法之所以有着紧密的联系，是因为二者所驱遣的都是前意识和潜意识材料，并且它们的旨趣都在于深入地探索内心情感并试图用文字将那种内蕴和秘密的东西表达出来，也就是使其外化为一种鲜活可感的形象。诗歌创作和治疗都试图化解内心的矛盾，并且都会运用到象征和嫁接等修辞手法。帕提森对此做过一些阐释，象征是一种很好的交流工具，可概观、解读，代言心性，因而常用到象征的诗歌便成为心理疗法强有力的工具。诗是不可破解的，诗是神秘，诗是谜语。表面上这些凌乱排列的文字是无意义的，但它们却表达了现代象征主义诗歌代表人物马拉美的象征哲学——找寻文字结合力的可能性，以表现绝对的现实。然而弗洛伊德并不觉得

①李春杰.潜意识、压抑与升华——论铁凝三部小说中的弗洛伊德主义[J].文艺争鸣,2016(5).

诗歌可以用于治疗，相反，他感兴趣的是通过诗歌寻找、探索诗人的人格和脾性。他认为艺术家因受到精神病的困扰而创作出艺术作品。

（二）卡尔·荣格理论与诗歌疗法

卡尔·荣格改进了弗洛伊德的许多理念，实现了心理诊疗模式到心理成长模式的转变。在荣格看来，艺术不是疾病，象征也不是症候，象征远比一个术语蕴含丰富，它一定映射着什么。[①]象征和符号是不一样的，符号是直白地表现物象。荣格认为诗人理应赋予诗作以深长的意味，而不应将它降格到只作心理分析之用。他还含蓄地指出，每个人都可以成为诗人，并通过自身独有的创造力创造自己独特的意义体系和世界。

在《分析心理学与文学》一书中，荣格提出，艺术实践是一种心理活动，因而可以从心理学角度对其加以考察。从这一点考虑，艺术也像所有一切由心理动机产生的人类活动一样，对心理学来说是一个合适的课题。荣格认为，有一些文学作品，比如，诗歌和散文，完全是从作者想要达到某种特殊效果的意图中创作出来的。心理学家把"感伤的"艺术称为"内倾的"艺术，而把"素朴的"艺术称为"外倾的"艺术。内倾态度的特征是主体对反客观要求的自觉意图和目的的主观主张；外倾态度的特征则是主体对作用于他的客观要求的主观服从。大多数诗歌很好地解释了什么是内倾态度——诗人的自觉意图驾驭了材料。一旦人们谈论的不再是"作为个人的诗人"，而是推动着诗人的创作过程，心理学的研究视角也就发生了转变。

荣格的分析中至关重要的一点就是把"诗人"，即艺术创作者本人还原成普通人，有另一种类型的诗人深信自己是在绝对自由中进行创造，其实那只不过是一种幻想，他想象他是在游泳，但实际上却是一股看不见的暗流在把他卷走。这股"暗流"即一种创作冲动，把创作过程看成一种扎根在人心中有生命的东西，在分析心理学的语言中，这种有生命的东西就叫作"自主情结"，而它是心理中分裂出的一部分，在意识的统治集团之外过着自己的生活。

荣格从心理学角度看待"象征"，在阿基米德的世界之外有一个支点，依靠这个支点他可以撬起自己的意识，使之脱离其时代的局限，从而能够洞察那些深藏在诗人作品中的象征。象征总是暗含一种超越了我们今天的理解

---

①吕丹.论弗洛伊德与荣格的精神分析差异[J].中国绿色画报,2016(3).

力的意义，这种超越"理解力"的象征，正是诗歌的魅力之一。而了解了上面这一点，我们就可以继续进一步深入探讨，为何当把诗人作为一种特殊心理分析对象来考量时，诗人会与普通大众产生连接，普通人会自己写诗、欣赏杰出的诗作？这是因为每一个原始意象中都有着人类精神和人类命运的一块碎片，都有着在我们祖先的历史中重复了无数次的欢乐和悲哀的一点残余，并且总的来说始终遵循同样的路线。原型的影响激励着我们，它唤起一种比我们自己的声音更强的声音。一个用原始意象说话的人，是在同时用千万个人的声音说话。他吸引、压倒并且与此同时提升了他正在寻找表现的观念，使这些观念超出了偶然的暂时的意义，进入永恒的王国。他把我们个人的命运转变为人类的命运，他在我们身上唤醒所有那些仁慈的力量，正是这些力量，保证了人类能够随时摆脱危难，度过漫漫长夜。诗歌中的这份超越理解力的神秘象征其实正好唤醒了人类共同的"原始意象"，从而能引发人们产生共鸣。

比如，当某位诗人写出的"一首诗"，如果突然和你或其他人产生了"共鸣"，那正是因为我们（作为诗人的创作者和普通人）身上某种仁慈的力量被激活了，一个个体的人在日复一日的生活中活动着，而诗歌把那份潜伏封存的敏感性催生出来。

（三）其他著名心理学家对诗歌疗法的观点

阿德勒在其心理学理论中也多处涉及诗歌疗法的理念，其中他关于个体语言象征的、与生俱来的反应潜能观念的阐述尤为重要。阿德勒认为，这种反应在人类所有反应中是最为重要的一种，一旦将其纳入我们基本的交流需要、兴趣、情感模式的研究中，反应潜能的观念就愈显出它的优势。通过象征和语言我们发展人际关系，阿德勒心理学中的认知理念是在社会语境里发生和发展起来的，也有力借鉴了语言象征的理念。

臧克尔在《格式塔疗法的创造性过程》中认为，创造力既是个人的也是社会的，并且就其本质而言，生命本身就是一个极富创造力的过程。他认为疗法师从某种意义上说也是艺术家，因为疗法师可以创建一个独特的氛围，用来提升治疗对象对自我潜能的挖掘及促使治疗对象心理发展成熟。

综上所述，诗歌疗法就是语言艺术在心理诊疗中的运用。

第三节 诗歌疗法的方法

诗歌疗法的方法有以下四种：①接受性/指定性方法，将文艺作品引入治疗中；②表达性/创作性方法，治疗对象写作在治疗中的作用；③象征性/仪式性方法，治疗中对隐喻、典礼仪式和故事的运用；④多元艺术表达方法，运用诗歌疗法时，需要利用多种艺术技巧，在精神和感官体验的基础上，将这些技巧结合在一起，启发治疗对象进行自发性创作。

一、接受性/指定性方法

此种方法在诗歌疗法中的运用具体表现为朗诵诗歌。由疗法师给治疗对象读诗歌，或者由治疗对象自己阅读，阅读完毕之后有一些互动环节。疗法师必须就治疗对象对诗歌的反馈做出分析。当然，在此之前疗法师理应充分熟悉诗歌并对诗歌有独特的见解。实施诗歌疗法的困难之处在于选用哪些诗歌作品，有专家认为应该针对治疗对象不同的心情而选用不同的诗歌，并且要求这些诗歌要有一个积极向上的结尾。但实践证明，"积极向上"的诗歌结尾并不总能产生好的治疗效果，有时反而不利于治疗。这是因为"积极向上"的诗歌结尾并不一定贴合治疗对象的情感，甚至治疗对象会认为疗法师并不能真正了解他们正经历的情形。此外，一首诗歌能否成功用于治疗主要还在于疗法师如何对治疗对象"发问"。

二、表达性/创作性方法

此种方法的诗歌疗法，具体表现为通过原创性写作，治疗对象可以表达自己的内心情感并获得秩序感和具象感。写作方式可以是自拟题目、自定体裁的自由式写作，也可以是限定形式或内容等的写作。

里科发明了一种独特的原创写作方法：聚类。每个人可以将自己能想到的任何意象与中心词汇（如"焦虑"）联系起来，围绕这个中心词就会有许多衍生物产生，它们关涉现实中的人物、地方或梦境与情感，最后还可以被串联成一首诗。

三、象征性/仪式性方法

此种方法具体包括隐喻、举办典礼、讲故事三种方式。

（一）隐喻

学者对治疗中隐喻的运用做过研究，就本质而言，"隐喻是以一个事物代表另外一个事物"，它是象征，是从情感、行为和信念中提炼出来的意象。作为一种文体修辞，隐喻可广泛地运用于临床诊疗中。隐喻可以很好地将心灵和现实联系起来，如"生命就像是过山车"。

（二）举办典礼

在人类学和社会学领域，典礼是颇受重视的，其地位也早已确定。作为典礼重要形式的仪式起着两个作用：确立一个新的开始和鼓励人们要有新的行动。为满足一些特殊治疗对象的特殊需求，心理疗法中也会采取举办典礼的方式。

（三）讲故事

讲故事也常用于心理诊疗中，治疗对象既可以创作也可以聆听那些幻想的或现实的故事。人们在叙事疗法中发现，"经历故事化"非常有助于解决困扰治疗对象的问题，帮助治疗对象应对内心冲突，使他们权衡利弊做出正确决定。

四、多元艺术表达方法

"去中心化"的多元表达方法是众多方法中最具人性化的一种。

艺术最初最纯粹的形式是仪式活动，它以细致的方式表现出来，只有人类能开展这种活动，并且其除了庆祝创造力与人类的潜能之外，没有其他明显的目的。所有艺术相互补充，结合演出与想象，借以颂扬人性。

（一）"想象力"

艺术领域里的任何创造性表达，都与"想象"密不可分，即使普通人不进行艺术创作，"想象力"这种潜在的能力也一直蕴藏在内部的模式中，只不过它以更加微妙的方式运作着。这个词根源于拉丁语 imaginatio，词根是 imago（可以翻译成意象），这个词的语源可以追溯到旧石器时代，指的是"在水中"或"水中的倒影"。而在艺术体系中，我们可以利用想象力（创造者的意志力）创造性地处理素材，而"创造"这种活动确实能把人与其他生物区分开来，因为人类拥有"意志"，所以想象力和创造力是密切联系的。在艺术疗法领域，这种"想象力"也一直在运作着。

一切艺术体系都与想象力有关，一首诗，也可以引发视觉影像效果的产生。海德格尔曾说过：只有成形的图像才能保存住视像，然而成形的图像却仰赖于诗歌。当诗歌利用想象时，它其实利用了多种艺术形式，将我们带入了其他形式的艺术表现中。

（二）"去中心化"

直接见证作为想象的物质化的艺术作品的诞生。这是区别于传统诊室心理治疗的关键之处：艺术作品的物性。比如，一首诗，艺术疗法师可直接目睹其诞生的过程，而不需要通过医患之间的问询（如阐释梦境）。在面对一件艺术作品，比如，一首诗歌时，是疗法师自己或者其他伙伴去探讨交流这个诗歌意象，这一切都发生在"作品"诞生的过程之中，疗法师及其他伙伴会适当地以游戏探索的态度来进行这一活动。

在一个想象空间中，事情的发生虽然无法预料，让人讶异，但还是合乎逻辑、可被描述的，不过这与我们在日常生活中的事情的发生不同，这种差异性受到了日常生活的限制。也正是这个限制，在艺术治疗中建构了一个"入口"和一个"出口"，在入口，治疗对象离开受困的日常生活逻辑，进入想象的逻辑；在出口，一起面对差异挑战。这种入与出其特征就是"去中心化"。

在感知互动艺术治疗这一流派中，"去中心化"是指离开充满问题、陷入死胡同的狭隘逻辑思考与行动，进入不可预测、无法预测的开放性的想象的逻辑中。

我们论述的诗歌疗法之所以沿用了感知互动表达性治疗这一流派的去中心化理念，是因为诗歌的古老特质。如前文所述：诗作为文学形式之一，诗的语言即使发展到当代，它丰沛的内在属性与福柯所谓古典时代的真理、自然的"上帝"之言也是相符的。作为专门艺术的诗歌创作，无论被归属于何种流派，诗歌这种特殊形式的文学语言都具有其独特的存在价值。在去中心化的艺术治疗过程中，艺术的实际作品具有了某种"处方"的功效。

比如，当你大声地念出你创作的诗歌，体验诗歌具有的类似于祈祷的效果；当你的思维陷入僵局，读一首你感觉对你有帮助的诗。

树，总是位于环绕

它的一切的中央

树在品味

天空的整个穹隆

你不同于他物

转向每一个方向

仿佛一位使徒

不知从何方

上帝会向他显现

不过，为了稳当

他使自己长成圆形

并向上帝伸出成熟的手臂

——里尔克《胡桃树》

如果治疗对象恰好对这首诗产生了共情，或者说每当他读这首诗时，这首诗对其有所帮助，诗歌就产生了治疗作用。

（三）先敏感度后艺术技巧

在谈到先敏感度后艺术技巧的原则及其运用之前，我们有必要阐明"想象"与"现实"这两个概念。

我们生活在具体实际的世界之中，基于事实来运作日常的生活。而在想象的领域中，意象需要为自己发声，虽然与上述的运作模式背离，但是不可否认的是人类在进行艺术创造时，想象力带来了无穷的驱动力，这种想象力（包括艺术敏感性）都蕴藏在每一个人的内里，只不过程度不一。当我们超越专门的术语，通过艺术体系来探索素材时（这些素材也可能就是我们习以为常、易于获得的），意象可以透过自身想象而生成并现身。

诗歌疗法中，疗法师运用单一的字眼和短句（在治疗对象自己进行创作之前）简单素朴、直观有趣地呈现诗歌的素材样貌，这使得任何人（无论是否接受过艺术训练）都可以接触诗歌。精湛的技艺（技巧）当然可以呈现美，然而艺术最让人感动的地方并不在于精湛的技艺，而在于"表达能力"。当然在进行诗歌创作时，治疗对象有可能也想要提升技巧，精通诗歌的创作"技艺"，这其实是一种很好的动力。

以下是一个低技巧引导诗歌创作的例子。

清晨是什么颜色的？

你今天的"清晨"出现了什么样的重复得习以为常的情境？

你希望自己能有一个什么样的与众不同的清晨呢？

你近期的记忆中有过特别的清晨吗？

"清晨"显然是一个司空见惯、习以为常的现象，同时这个词在日常生活中也被高频率的使用。通常，我们被叙述经验所限制，而如何引导治疗对象进入想象空间体验另类体验，是一个很有启发性和治疗效果的过程。在这个过程中，治疗对象和疗法师既是创造者也是观察者。这里用"文字思考"的形式进入一种想象——意象。

第一个问题是"清晨是什么颜色的"，这个问题体现了两个原则。

一是去中心化。当疗法师说出"清晨"这个词时，在场的治疗对象一开始都觉得这个词很普通，普通到可以被忽略。他们相同的生活经验就是清晨太忙碌了：穿衣、洗漱、吃早饭，急忙忙地去上班。而这就体现了一个常规的逻辑死胡同，人们在旧有的惯性模式中思考，而当疗法师又一次问到"清晨是什么颜色的"，在场的治疗对象会有不一样的反应：困惑、反思、感觉有点意思……这时人们的思维即开始逐渐进入"想象力的空间"。

二是先天敏感性。"清晨"是一个时间概念，颜色是一种视觉反应，把二者结合起来，就是在利用每个人内在固有的"敏感性"。比如，有人会说清晨是绿色的，因为初夏的早晨，在路边正好看见绿色的树木；有人会说是橙色的，因为起床之后，在阳台上恰好看见太阳从东方升起。治疗对象的这些描述，都是在本能地动用自己的艺术敏感性。而当治疗对象用下面这样的语句来描述清晨时，他们就进入了想象的领域。

淡绿的早晨

　　　　　　　　　牙

　　　　　　　一遍遍地刷

　　　　　　　我却感觉牙齿

　　　　　　还是天天一样的牙齿

　　诗歌创作的最初阶段不强调写作技巧的使用，而是需要和自己的内在敏感天性做一个对接，这份先天的敏感性并非都能被介入的艺术（这里指诗歌形式）所强制唤醒。与此相反的是，我们自带"钝感"——一种被称为"麻木"的无法回应的状态。而"麻木"和对一件不能产生共鸣、不具备感染力的作品无感是有区别的，这只能依靠疗法师和治疗对象互相训练来识别，尝试着唤醒感官、辨识审美反应（深层的反应能触动感官和情绪，也是打开心灵之门的钥匙）。在上面的那首治疗对象自己即兴创作的"小诗"中，审美反应已经介入诗歌治疗的过程中了。而治疗对象本身就属于对自然之物、身边事物和人际关系比较敏感的群体，在这个互相观察和自我观察的过程中，为了帮助治疗对象唤起这份敏感，就不得不关注"美与爱"在艺术治疗中的呈现与追求，只有这份深处的情感体验从作品与治疗关系中发散出来，诗歌创作的治疗作用才能生效。

　　当这首即兴"小诗"的创作者写到"我却感觉牙齿/还是天天一样的牙齿"时，疗法师已经可以观察到创作者在进行自觉的心灵对话，她意识到"重复"带给自己的影响。这些句子非常朴素、简单，而治疗对象在后来的私下互动中出现了情绪极不稳定的情况，从而使得后来写出的"作品"饱含着压抑与不悦。在写作引导互动中，治疗对象敞开了心灵，面对这种局面，疗法师需要不断地提高自己的审美能力，以慈悲心来接受那些痛苦的、丑陋的、惊骇的、可憎的内容，将这些意象独立于道德批判之外来看待，并意识到其内在的本质的美。

　　表达性诗歌艺术疗法师（任何一种表达性艺术疗法师），要针对作品中出现的意象给治疗对象持续提供"观照"，其中最重要的是保持"开放性的态度"、对浮现出来的意象保持敏锐、对即将来到的有效事实保持觉察。逐渐浮现的意象一定是有意义的，而只要我们用美感去观照随之而来的有效事实，就能在这个艺术疗法的过程中获得支持与归属感。

（四）自发性自由诗歌写作的背景和过程

理查德·瓦格纳遵循费尔巴哈与叔本华的哲学理论，创造了总体艺术这个词，他认为"总体艺术"是所有艺术的结合。他不仅创造自己的音乐、写自己的文本，也设计舞台与剧场，并且自己编舞、导演作品。他的目标是"在诗的至高无上之下实现总体的艺术表达"，瓦格纳在此以先行实验者的态度来证明"总体艺术"，而在介绍自发性自由诗歌写作创作过程之前，有必要先了解一下经过发展演变之后的多元艺术表达在美学发展上的演变。

1. 多元美学背景。前面我们已经探讨了艺术带给人类的审美体验、艺术介入治疗过程的审美责任，在这里要简单地探讨一下"多元美学"的概念。20世纪50年代，德国著名教育家、音乐家以及剧场导演罗舍尔，发展出一种教导音乐、戏剧、舞蹈、文学以及艺术的跨学科方法，他观察到所有的艺术体系在某种程度上都牵涉所有的感觉与沟通形式，无论艺术的感受还是艺术的生成都是如此。罗舍尔将最初这一学派的音乐家在音乐训练上的研究（不仅仅是精确的听觉技能，对舞曲的律动也要有所察觉，并结合将涉及的结构、形式、颜色或音质予以视觉化的能力，结合对乐句与歌词的诗意感受，理解动机发展的戏剧性——这些全都变得很重要）推展到了"艺术与文学"的领域。同时他强调，亦要注意多元美学教育与治疗不应忽略个别艺术体系的特性。基于感官形式的区分，以及就知觉、表达和认知的发展来讲，多元美学事实上可以应用于所有艺术体系中。

2. 诗歌与特定感官的运作联结。首先，传统上来说，特别是在现代社会，我们习惯于接受个别的经验艺术，因为艺术体系发展到今日已经高度专业化，以至于受众（观众）本身也异常强调艺术的专业性。"看"书、"听"音乐、"读"诗、"观"舞，如果我们仔细观察自己的经验和参与艺术的方式，那么就会发现感知互动的本质。比如，当我们用音乐进行表达时，会有动作出现。我们被一首诗打动，读到或者在创作这首诗的时候，甚至会产生律动的感觉。语言，就其与人际交流中所呈现的结构与内容来讲，在多元美学区分上与音乐类似。

若是将一首诗唱出来，或许治疗对象会有更深刻的理解，因为我们通过感官获得了更多信息。

感官的相应（连觉）属于共感的范畴。共感指的是通过单一感官，同时知觉到一种以上的感觉（真正有共感能力的人是很罕见的，而且他们的共感也不一样），而"感官的相应"并不只是科学家运用实证理论进行研究的领域。"感官类比"确实是存在的，对于我们的感觉、知觉、认知都是重要的，是我们的身体与心理重要的资产。

在文学中，我们可以通过词语进行"想象、移动、发声以及演出"。诗歌也以相同的道理发挥着作用，在谈到具体的诗歌治疗写作之前，除了需了解上述相应的理论之外，我们还需要了解整体的艺术体系的治疗面向：中心化与个体化、表达与情感宣泄、涵容与记录、意义与意义建构、沟通与交流。

（1）中心化与个体化：中心化是指在治疗过程中找出人的有机组成，包括身体与心智，究竟发生了什么事。这是一种类似于"冥想"的过程，艺术可以完美地协助"冥想"。中心化最有效的艺术形式，是能让人感到高度自在的，也是可以私下进行的，比如，绘画、书写等。

（2）表达与情感宣泄：艺术在治疗中有一项基本功能，就是给人们提供表达的工具。对于多数人来说，说出来或让东西出现，就是一种情感宣泄的经验。戏剧、演出一类涉及身体本身的艺术活动最能达到宣泄情感的效果，在宣泄中察觉自己的身体，这种强烈的投入感，可以使人避开反思的监控。

（3）涵容与记录：艺术在治疗中的价值并不仅限于治疗，艺术还非常适合涵容事物，就像容器一样。最有效的容器是那些可以在时间与空间中保持静谧的艺术形式，比如，视觉艺术与雕塑。在进行情感宣泄的时候，舞蹈和歌曲可以适当地掌握或涵容相当多的治疗素材，但是无法像物理上的容器一样被掌握，以便进行进一步的反思与检视。

（4）意义与意义建构：完成了前面的步骤之后，治疗对象渴望或需要对发生的事加以理解，找到其中的意义，这是人类与生俱来的一种反应。而对理解最有帮助的形式，就是"创造性书写"这类的语言形式，比如，诗歌创作。

（5）沟通与交流：艺术表达性治疗的"沟通和交流"绝非通常意义上的信息交换，而是让治疗对象在给定的空间与共享行动（声音、韵律、绘画、文字、剧场表演等）中去尝试提出愿景——我如何与每一个人相处？当大家结束的时候，我是继续还是退出？当我重新回到生活中时，我会感觉到自己的变化吗，还是仅仅只是做了一次"宣泄"？

3. 自发性诗歌写作过程。诗具有以想象的方式进行说明与解释的功能。确切地说，诗的语言是一种再搜寻的工具，它基本上是一种再发现并令人充满惊喜的工具。

首先，我们要明确诗的关键词是"想象"，在前面我们已经讨论了"想象"为何会起到治疗的"功效"。诗歌艺术治疗领域内的诗歌写作与专业的诗歌写作是有区别的，当我们把诗歌当作艺术介入手段以获得一定的心灵治疗的效果时，我们考量得更多的是治疗对象自发性的创作过程。

其次，诗歌属于"写作"，写作这门艺术也是治疗对象为了被倾听与被看见。这也需要思考。既然是"思考"，那我们就可以通过脑海中涌出的隐喻和声音所传达的信息去寻找自己过去反复遭遇的问题。这是一个寻找意义（自发性诗歌创作）的过程，在这个过程中，写诗的人必须臣服于写作过程中存在于内心的所见所闻。

鱼王

禁锢是另一种复活的仪式

荡漾在水的波纹里

紫色的唇印

天空说

反复的花园里有一条秘径

拿去

以温柔的苦涩

月光下

乞讨者的轮廓

海翻过身体

施予者堵上黑色棋子的嘴

禁锢穿上光环

裙摆下有一条流淌的河

晨星产下一个幼儿

我的心如炬

　　　　　在河床上点灯

　　　　鱼王的眼睛里有你灵魂的模样

　　　　　白子飞扬如尘土

　　　　　　淹没掩盖

　　　　奇迹站在宿命之环上

　　　　他们说：先知必亡

　　　　我说：人而已

　　作者并没有刻意地写这首诗。某一天作者正好在看鱼缸中的鱼，鱼游得很欢快，但是却一直被养在一个小小的鱼缸里。作者想象自己就是这条鱼，于是意象逐渐出现了：水的波纹、产卵、鱼王、紫色的唇印……所有这些意象在一起被拼凑成诗，在回忆中作者过去的经历一一涌现。当写完这首诗时，作者即通过这些词句，与自己的过去经验再次重逢，这是一次短暂地重新发现自己的微妙之旅，诗歌的治疗作用即刻显现。再回头来看这首诗，它的启示在于现在的作者对自己是否有了新的认识，重返日常生活显得更加重要。这既是一个通过诗歌写作抒发、释放情绪的过程，也是一个整理思考的过程。

　　我们可以看到，自发性的书写需要个体有敏感性，有的人敏感性强，有的人敏感弱，这里的敏感性并非指对艺术的敏感性。唤醒和激发艺术的审美体验，并不需要个体本身有高标准的艺术专业性。这份敏感性是每一个治疗对象自身具备的，疗法师所要做的就是鼓励和激发个体去进行自由写作。观察治疗对象在写作时的状态而不仅仅关注写的内容是否能达到通常所说的"标准"。实时记录这种书写的状态也很关键，即使不用文字记录，疗法师本人也要很敏感地捕捉到这些非言语的信息，因为这些信息涉及治疗对象的心灵信息。这里一再强调"自发性"，是因为自发性的自由写作方式本质上就具备艺术治疗的功效，它能帮助治疗对象避免使用陈词滥调，疗法师也要避免用师者的姿态来教学，只有避免自身的僵化，才能发挥诗歌创作治疗的干预作用。自发性的自由写作方式（诗歌）帮助作者根据自己的直觉、感情和想象去创作，这是一个和内在"创造力"建立联系的过程——治疗对象允许作品感动自己，作品本身就成了治疗工具。

除了"写"，还有"读"，疗法师应鼓励治疗对象大声清晰地朗读诗歌，利用重复、夸张的技巧或手势或身体动作更加明确地表达自我。

第四节　诗歌疗法的应用

一、诗歌作品完成后的展示、反馈与反思

治疗对象允许作品感动自己，那么这件作品本身就成了治疗工具。这份"感动"的感受体验最初是属于治疗对象自己的私密体验，然而在一个治疗形式的团体中，作品需要得到展示，治疗对象要进行反思，得到反馈。

（一）展示中在场对象的界定

需要注意的是，疗法师也是有效事实的一部分。

（二）展示形式

疗法师为治疗对象提供不同的呈现形式，比如，展览、朗诵诗歌、与舞蹈音乐结合的诗歌意象呈现。

（三）展示中以及展示后的反思

不能将诗歌中的意象和创作者本身混为一谈，意象为创作者所用，对他们产生重要的意义；当把这份作品中的意象展示出来之后，它们就成了礼物，可以用于对话、交流和沟通。

有些颇具现代性的案例，展示的场所并非在一个实际可见的真实空间里面，比如，社交媒体中的"群"。"群"亦可以成为发生"爱"的治疗场所，虽然它是虚拟的。而这就是法国哲学家贝尔纳·斯蒂格勒说的，在日常层面，我们的那些与消费行为相反的行动，叫作贡献。它在今天的互联网上正大规模地出现……我们惊奇地发现，大量的业余爱好者聚集在网上，以更大的规模和更大的信念，来相信爱了。

治疗对象将自发写的作品分享在艺术爱好群中，比如，一首带有自觉意识的诗歌或一首暴露了脆弱或忧伤情绪的诗歌。我们不需要对其做过多解

释，这首诗在展示的时候就成了礼物，团体（某个社交媒体群）的接纳（探讨、交流、静默等）都使得这种展示成为深刻、持久、真实的治愈之旅。

（四）展示、反馈与反思串联后的注意事宜

展示、反馈与反思有效联系起来就是人们通常所说的"口头对话"，这是分享意见时最常用的模式。口头对话有一个缺陷，即当人们用常用的非诗化的语言进行交流时，很容易对讨论的内容评头论足、提出建议，也就是说我们非常容易陷入日常的惯性"批判"思维中。运用艺术想象的方法来进行意见分享，有一个显著的优点，它可以告诉展示者，他们的经历和情感得到了真正的认可——这是他们最需要的，而不会让其他成员产生"解决问题"的冲动，一味地寻找快速解决问题的方案。

二、自发性自由书写诗歌的运用

文学（诗歌）这一较宽广的感知互动领域可以使我们对于媒体与艺术保持批判性体察，使我们成为主动的治疗对象，而不是媒体的无助受害者。诗歌创作中自发性自由书写的运用需要诗歌疗法师首先具备较强的艺术敏感性，其次能利用框架理论设置情境，引导治疗对象进行自发性自由书写。

（一）诗歌疗法师须具备较强的敏感性

从疗法师的角度来说，需要疗法师对于诗歌这种文学形式具有超强的敏感性。诗歌属于用语言来塑造空间的艺术形式，这份超强的敏感性使得真正能够胜任此项工作的疗法师本身可能就是一位真正通俗意义上的诗人，同时疗法师又能从诗人的自我创造中脱离出来，以观察者的视角来引导写作者参与过程。只有当疗法师具备足够的自觉意识来运用这种超强敏感性时，强大的能量才会通过疗法师和治疗对象产生治愈力量。

（二）利用"框架理论"设置"情境"

为了创造一个安全的空间来进行治疗，疗法师必须谨慎架构整个疗程。构建疗程整体框架是创造安全感与信任感的关键。

第一，清楚开始与结束点、私密与安全的空间、身体与情绪安抚的基本规则。

第二，艺术上提供清楚的架构疗程，诗提供了框架来赋予事物不同的名称；诗可以用不寻常的文法与让人意外的逻辑，安全地排除或创造意象。

第三，即兴表演的空间，空间较小而没有舞台，在即兴表演中，需要扮演角色时，要使用面具或道具，脱离角色时再卸下面具或道具。

第四，疗法师需要注意结束时"暂停"的使用，要把自己置于艺术创作过程的外部，并保持警觉。这是因为治疗对象在创作及展示过程中都会产生痛苦的情绪，治疗的目标不是逃避痛苦而是去面对它。

第五，其中涉及的非想象力部分的认知活动，比如，反思、分析、寻找洞见都应该遵循适当的"框架"规则。

三、诗歌疗法中人际艺术的运用

艺术治疗中的人际关系即疗法师与治疗对象之间的人际关系的好坏是决定治疗成功与否的最重要的因素之一，特别是在以艺术作为媒介的治疗中，这种关系的建立本身就是一种艺术。双方在这个关系中与想象力交战，在探索、发现、创造中发挥显著作用。每次疗程与每次接触以及所经历的每一刻都成为一种艺术过程。

善用"相遇"而不仅仅用"关系"，相遇意味着接受差异，关系则重视配合，以尊重的态度接受差异而不逃避，逃避让关系变得流于形式。在艺术治疗领域，疗法师并非单纯的心理治疗分析师，他把自己也放到一个"治疗相遇"的过程中。

在诗歌疗法中，当呈现治疗对象的诗歌作品时，不论浮现什么样的意象，其中都有值得学习的经验以及值得等待的礼物。疗法师需要有勇气和毅力无条件地接受这种馈赠。

在诗歌艺术治疗的相遇过程中，疗法师需要保持高度敏感，关注到个体的差异性。

第五章　舞动疗法

第一节　舞动疗法的基本介绍

舞动疗法（DMT），作为艺术治疗分支之一，又称舞蹈（动作）治疗、舞动治疗或舞动疗法。舞动疗法是一门以舞蹈动作为媒介工具，通过系统的舞蹈动作激发人的健康本能，来治疗个体心理、情绪、行为以及人际沟通等方面的身心障碍与创伤的多专业融合的交叉学科。[①]它兴起于20世纪40年代，在欧美各国得到长足发展，在我国尚属于起步阶段，是传统谈话式心理治疗方法的有效补充。

一、舞动疗法的概念与意义

（一）舞动疗法的概念

舞动疗法即舞动治疗，其作为一个多专业融合的交叉学科，是以舞蹈艺术和人体运动为主要手段，融心理学、教育学、医学、艺术学以及人体动力学等学科于一体，以肢体的动作过程作为载体，运用舞蹈活动或即兴动作促进个体情绪、情感、身体、心灵、认知和人际等层面的系统整合式心理治疗方法。舞动疗法的目的在于疏导与释放情绪、整合内在意识与身体、改善身心状态，是一种透过本能的、直觉的具身体验来改变人类意识的治疗方法。

（二）舞动疗法的意义

从舞动本身看其现实意义：舞蹈本体就具有健身功能。现代社会舞蹈事业繁荣发展，各舞种百花齐放，但舞蹈不应仅仅停留在艺术审美功能上，

[①]马舒.心理团体中如何使用舞动疗法[J].心理与健康,2021(9).

更应充分利用其原始功能，使舞蹈的应用拓展至更多的领域，强化舞蹈原始的健身修身功能。舞蹈的本质就是以肢体语言来表达个人内心的情感，是内在情感的外在表现，是语言形式的补充，表露口头语言无法传达的心境。在舞动疗法中舞动并非舞蹈，而是肢体的表达。这种肢体的表达既可以是治疗对象内在自我的表达，也可以成为治疗时互动干预的手段。在持续进行的互动过程中，疗法师需要有足够的觉知意识，保持观察与有意识的干预。舞动疗法并不是单纯身体层面的工作，而是透过身体与潜意识对话的工作。舞动疗法过程与舞蹈不同，一切的治愈在过程中发生，而舞蹈注重最终呈现的艺术结果。舞动疗法正是利用了舞蹈的这种本质，辅以更容易接受的形式，去服务社会、服务大众，在实践中实现其本体价值。

从社会角度看其现实意义：舞动疗法用相对创造性的艺术的方式，释放过往被压抑的受伤经验，在觉知中与自我意识对话，接纳和整合自我与外在环境，激活崭新的生命体验。与传统的心理治疗相比，舞动疗法有其独特之处，它强调情绪和身体的相互连接性及创造力，以之促进心理的健康。在身体层面，舞动疗法帮助人们提高肢体的协调能力，提高身体素质；在情感层面，舞动疗法通过语言所不能或不足以表达的各种情绪，如愤怒、失望等，帮助人们变得更加愉悦和自信，并且给予人们治疗方法与工具进行宣泄；在精神层面，舞动疗法能提高人的认知能力、动力和记忆力。当传统的心理治疗途径难以用语言方式接近和治疗病人时，舞动疗法无疑是一种很好的选择，它不仅和传统心理治疗相辅相成，且帮助人们充分调动自身的潜力，避免了药物治疗带来的副作用。作为人类学、心理学、艺术学等学科相融合的产物，舞动疗法补充了传统谈话心理疗法的不足，使治疗对象通过舞动这一非语言的方式实现情感自我、精神自我、认知自我与环境的整合，其疗效也越来越得到社会各界的认可，并且对团体治疗、小组治疗有着重要意义。

二、舞动疗法的起源与发展

（一）舞动疗法的起源

舞动疗法的源起可追溯到古代的治愈实践。在人类远古的活动中，舞蹈就作为人们表达和传递情绪的方式发展了起来，并且人们很早就意识到音乐、舞蹈艺术活动中蕴含着治疗功能。从字源上来看，不仅舞蹈起源于巫（即舞与巫同源），而且心理学（无）和医学（医）也都与巫同源。古代的巫师不仅是当时的"舞蹈家"，而且还是当时的"心理学家"和"医生"。

舞者在原始社会里，是备受尊重的教育家和疗法师。许多个世纪以来，在不同国家，舞蹈都不同程度地用于庆典、恋爱、教育、人际沟通、医疗实践、宗教仪式等活动。舞蹈在生活中与饮食、睡眠一样重要。从出生、青春期、成年、结婚直至死亡的整个生命过程中，各个阶段都有相应的舞蹈体验活动和训练；舞蹈起着联合形与神、人与人、人与社会、人与大自然的作用。人类经验表明，舞蹈作为一种非言语性的身心整合的方法，通过身体动作的表达可将内心深处的焦虑、悲哀、愤怒等情绪安全地释放出来。伴随着舞蹈的音乐，也会对人的生理和心理状态产生一系列影响。

在我国，舞动疗法的思想历史早有记载。舞动疗法在我国可以说古已有之，许多地区现在仍流传有傩舞。它原为在祭祀中所跳的舞蹈，其目的就在于驱鬼除疫，祈求健康平安。在《通鉴纲目》《路史》等史书中都有关于阴康氏制舞的记载。战国时期的著作《吕氏春秋·古乐篇》中记载："远古地阴，凝而多寒，民气郁瘀而滞着，筋骨瑟缩而不达，故作舞以宣导之。""久郁成疾，可用舞蹈以宣泄。"可见，舞蹈可以调节人们的情绪，改善人们的心理状态。由此可以看出，舞蹈自创造之初就具有明显的健身目的，宣泄抑郁情绪和调节关节、筋骨不适的功能，为人们所认可。明代朱载堉在《乐律全书》中曾提出"舞蹈和血脉，歌咏养性情"的思想，强调舞蹈的健身修身功能，基于人体经络与舞蹈的密切关系对舞蹈健身修身的功能加以论证，并且绘制了多种舞谱，希望舞蹈被社会接纳并运用。我国蒙古族的民间歌舞"安代"，就是一种专门用于治病的歌舞，藏族锅庄舞与治疗疾病并没有关系，但研究指出其也可以对人的心灵起到塑造与净化的作用，达到类似于团体心理咨询的效果。在热闹的歌舞中宣泄情绪，对于排解内心的郁结可以起到辅助作用。

在这里，创造舞蹈的目的非常明确，就是解决人们的情绪抑郁和筋骨不适。可以看出，萌芽状态的原始养生导引疗法中，已经兼有舞动疗法的内容。

（二）舞动疗法的发展

舞蹈心理治疗20世纪初期在西方开始兴起，契机是达尔文于1872年发表的《人和动物的情感》提出表达性行为和身体构造一样对物种来说是有生存意义的，自此人们开始关注动作与内心的关系。现代舞动疗法始于欧洲，兴于美国。1940年到1960年是舞动心理治疗在理论与实践上的探索期。切斯与怀特豪斯是舞蹈治疗的先驱，他们分别于20世纪30年代和50年代在美国的东海岸和西海岸开创了舞动疗法的先河。随后，三个主要人物继续在美国发展了舞动疗法，她们分别是Trudi Schoop，Lijuan Espenak以及Rudolf Laban。第二代舞动心理疗法师如玛西娅·莱文索、苏·亚夫士聚、弗兰·里维和潘尼·刘易斯使舞动心理疗法系统更完备。1966年，美国舞动疗法协会正式成立，制定了有关舞动疗法专业规范和要求，并出版专业会刊，组织舞动疗法国际会议，这标志着舞动疗法的专业地位获得了承认，推动了舞动疗法的研究和发展。

从全世界来看，舞动疗法还是一个小范围内的学科门类和行业。西方的相关专业课程建设及资格认定较国内更为成熟，中国国内大学还没有设置舞动疗法这一专业。西方的舞动疗法实践多以治疗心理疾患为首要目的，并以调节人的身心关系为辅助途径，广泛应用于医疗机构、学校、养老院、孤儿院、监狱等，不断发展并完善其理论体系。英国、德国、荷兰、澳大利亚都有专门的舞蹈心理治疗机构，日本和韩国也有相应的研究，同时已建成较完整的教育体系，培训新的专业舞动疗法师。美国在舞动疗法这方面走在了世界的前端，其行业标准也成为世界上其他国家和地区的参照。美国舞动治疗协会（ADTA）GF在1966年成立，美国国家精神卫生疗法师协会与ADTA于1995年共同确认并且设立了"舞蹈治疗课程"作为高校专业学习的科目，并于2000年对舞蹈治疗进行深入改革，认可舞动疗法在精神卫生专业领域独立的门类地位。目前，美国舞动疗法从业者有1600人左右，并有7所大学开设了舞动疗法的硕士和博士专业。欧洲因国家众多，融合和统一相对较晚，舞动疗法开始也只是参照美国舞动疗法，直到1995年才成立了欧洲舞动治疗协会（EADMT），并在2014年举办了第一届年会。目前，欧洲有10所左右的大学开设了舞动疗法专业，另外还有50多个非学历在职培训项目

（非英语培训项目居多）正在进行。在亚太地区，日本、韩国等国家以及中国台湾、中国香港等地区的工作要靠前一些。在中国，舞动疗法起步比较晚，但发展比较迅猛，伏羲玉兰最早将其带入中国，我国也有部分医院开始尝试和运用舞动疗法，主要是在康复科、心理卫生科进行，但还处于比较初级的试验阶段。

三、舞动疗法的构成要素与类型

（一）舞动疗法的构成要素

舞动疗法的构成要素主要包括舞动疗法师、治疗对象、舞动疗法的媒介，三大构成要素缺一不可。

1. 舞动疗法师。关于舞动疗法师，美国舞动疗法协会列出了其需要具备的素质条件：必须能整合舞动疗法的技巧和知识，以动作为介入的媒介；要有心理学的知识和助人的技巧，并建立多元的价值观；要具有能系统地整理出动作的观察、分析、判断和评估的能力；了解个人和团体的心理动力过程；能针对不同的病患、不同的病情、不同的需要掌握治疗的目标；了解个人的专业角色和责任。在英国，舞动疗法师的培训是在研究生水平上进行的，持续两年或两年以上的时间。课程通过作为专业组织的英国舞动疗法协会得到认证。在培训过程中，所有学习舞动疗法的学生都必须接受个人治疗。理论方面的培训横跨几个学科，包括心理学、心理治疗、解剖和生理学，当然还有舞动疗法。实践训练包括每周参加一次舞动疗法团体活动、200个小时接待治疗对象的临床工作以及200个小时非面接的相关工作（记笔记、参加工作人员会议及其他相关活动）。这些实践需要接受团体督导和个别督导。

比较各国对舞动疗法师的胜任能力要求，可总结出以下基本要求：①整合舞动疗法的知识和技巧，以动作为介入治疗的媒介；②具有动作的知识和技巧，并建立多元的审美价值观；③能够系统地整理动作并观察，并能够做分析判断与评估；④了解个人和团体的心理动力历程的知识；⑤能够针对不同病患、不同病情、不同需要，掌握不同的治疗目标；⑥了解疗法师个人的职业角色与责任。

2. 治疗对象。舞动疗法不只是针对患有身心疾病的人，对健康者同样适用。因为舞动疗法是行动导向类的治疗专业，焦点集中在以人体动作体验来调动人的健康天性，不受语言和文化限制，所以治疗对象范围广泛，可以应用于不同种族背景及各个年龄阶段的人群，包括胎儿、儿童、青少年、成年人、老年人、临终者等。舞动疗法一般适合有情感、心智、沟通、行为、婚姻、家庭、人际关系及工作效率问题的治疗对象，或者适合追求身心和谐、增加智慧和提高行为素质的有识之士。舞动疗法师按自己的专长和经验来选择治疗机构和治疗对象。舞动疗法主治的临床病症包括生长障碍、行为障碍、孤独症、神经质、性格障碍、恐惧症、强迫症、情绪失调症、情感性精神病、饮食心理障碍和创伤后遗症等。

3. 舞动疗法的媒介。舞蹈和身体动作是舞动疗法的核心媒介，它在整个舞动疗法的治疗过程中成为治疗对象心理和生理不可分割的活动载体。

舞蹈作为一种非言语沟通方式，发于情而形于体，是个体交流思想、抒发情感的表达方式，它满足了人类最基本的需求，可以触及那些难以抵达的内心深处。身体会记忆各种生活经验，人们可以通过动作引发回忆，人的情绪状态可以通过表情表达出来。比如，高兴时，手舞足蹈，动作一般呈开放状；悲伤时，掩面屈身，动作呈收缩状；感情激越时，总想腾飞、跳跃。正所谓"情动于中而形于言""观之于形，知之于情"。舞动疗法正是利用人类所普遍具有的这一特点，分析治疗对象的动作节奏形象，以动作共情的方式相互沟通，使人感觉到一些隐含在动作中的难以言传的情绪得到理解；还可以通过调整身体动作，扩大动作语汇及行为范畴，用新的、积极的动作代替旧的、消极的动作，使人对自我的感觉发生变化，以达到调整情绪、治疗心理疾病的目的。舞动疗法中的即兴创造舞蹈，可以使人感受到创造的乐趣，使人获得满足感、消除受挫感，并给人提供一种对自己和生活的积极态度。在舞动疗法中，治疗对象可以通过舞蹈动作中的表达与创造活动，获得情感上的满足，建立信心并培养对自我价值的认识。

音乐作为一种表达性、交流性和治疗性的模式，也是舞动疗法的重要媒介，音乐是舞蹈的灵魂，二者素来有着密不可分的关系。音乐可以用来营造治疗环境和氛围，调节治疗对象的情绪，提升舞动疗法的效果，对维持舞动疗法过程起着举足轻重的作用。当疗法师把外部节奏（音乐）和内部节奏

（呼吸、心跳和发声等）相连时，治疗对象的情绪通常会被统一的音乐节奏行为所感染。一般来说，舞动疗法从始至终都离不开音乐的烘托。开始热身时，音乐可以帮助治疗对象放松身心，尽快融入治疗环境，并开始与其身体的各个部位进行连接。对疗法师而言，如何根据不同治疗对象及治疗目标，选择能贴近治疗对象人生和情感经历、能引起共鸣的音乐，也是需要学习和积淀的。不同类型、不同主题的音乐会营造不同的治疗氛围，带来不同的舞动模式，触发个体不同的情绪反应，引发一些个人片段的回忆，所以选择适合的音乐媒介是舞动疗法发挥作用的关键。

此外，舞动疗法的媒介还包括相应道具的使用，常用的舞动疗法道具包括不同颜色的松紧布（长1.5米、宽1米，较小的、圆形或方形的）、颜色各异的弹力带、大型理疗球、软泡沫足球、小型按摩球、系列打击乐器、小木棒、柔软玩具、降落伞、扇子、照片，还包括治疗对象自己的小物件、图画、故事等。

（二）舞动疗法的类型

舞动疗法依据不同的理论基础形成了不同的派系，主要包括发展性舞动疗法、心理动力舞动疗法、荣格舞动疗法、完形动作疗法、心理分析动作疗法、人本舞动疗法、心理戏剧动作疗法、表情动作疗法、体验动作疗法、真挚动作疗法、全息舞动疗法等。从总体上来看，又可以按疗法目标分为三个层次：支持性舞动疗法、内省的舞动疗法以及心理分析的舞动疗法。

第二节　舞动疗法的理论基础

作为一门现代学科，舞动疗法从产生到现在，受到了诸多心理学理论的影响，它是在表情动作分析理论和心理学相关理论的基础上产生并发展起来的。拉班动作分析理论为舞蹈艺术家理解人的身体如何表现内心提供了依据。[①]此外，精神分析理论对理解人的思维和情绪也产生了巨大的影响。

①李迪. 从"力效"研究舞蹈动作的"表现性"[J]. 艺术品鉴,2020(15).

一、表情动作分析系统

自从有了人体动作，就有了对表情动作的兴趣和分析研究。中国先贤知道"情动于中"的最完全表达是"手之舞之，足之蹈之"；古罗马和古希腊人也对模仿动作和演讲姿态有很大的兴趣。在表情动作分析的早期发展基础上，以拉班动作分析（LMA）和科斯腾伯格动作分析体系（KMP）为代表的理论和方法对舞动疗法的研究做出了突出的贡献。

（一）拉班动作分析理论

20世纪初，德国现代舞理论之父拉班提出了人体动律学理论，对舞动疗法有着极大的贡献。他认为动作本身就是一种语言，动作是一个人对自己内在世界的响应，内在世界通过做、演、舞被人们表达出来……每一种动作都有它的特质，而这些特质也都离不开基本的元素。这些空间、时间、力量、流动、关系就是我们将要探索的元素，身体通过这些元素，让我们与自己和他人产生联系。拉班站在社会文化历史的高度，赋予舞蹈更多的社会责任：身心健康方面的、教育方面的、社会改造方面的。LMA是一个多维度研究人类运动模式的体系，其核心是对人体运动基本规律的洞察、分析和整合。LMA的独特性在于它能够在微观和宏观层面上定性和定量地识别、记录和诠释动作，并同时考虑动作的功能性和表达性内容，以及个体与环境的关系与互动。它不仅能够识别和区分所有人类共同普遍的动作模式，而且也能识别团体（包括特定文化）以及个体独特的动作行为模式。

宏观层面上，LMA涉及主题、动作句型、发展进化三种动作模式层面。

第一，主题包含了四个具有二元性的主题，内在和外在、稳定和移动、功能和表达、努力和恢复。每个动作有它侧重的主题，但同时与它对应的另一端的二元主题相辅相成。比如，体育运动中需要大量的移动，但是如果没有稳定作为基础，移动也会受到影响。在我们观察和分析动作的时候，需要把动作的二元性随时考虑进去，这样我们看待动作和世界的视角才是全面的、客观的。第二，动作句型，各个可重复或者连接的独立动作单元具有某种意义，有开始和结尾，它们如同句子一样有自己"构句"的特征。第三，个体和人类发展进化的模式，这是关于一个人体动作发育进程的模式，比如，婴儿动作从核心（脐带）发散到头尾（脊柱），再到上下左右，最后到对侧。这是人类个体作为一个生物物种进化发育固有的特征模式，是人类个体和整体动作的基础。

在微观层面上，LMA分解成的四个元素，身体、力效、空间和形体分别有不同的侧重点。第一，身体与感知有关，涉及全身各个部分的连接方式和关系，也包含"芭特妮芙基础"。第二，力效与感受有关，描述的是动作的能量、动力和动作品质和内在的态度。第三，空间与思考有关，涉及身体在空间中的移动、自我空间和周围环境空间之间的关系。第四，形体与直觉有关，包含了静态形状和针对自己和周围环境形状的动态改变。

拉班的理论和LMA对微观和宏观的强调体现在拉班空间和谐理论中。根据空间和谐理论，人体在空间中的运动可以顺应和遵循一定的维度、阶谱，以达到与空间的和谐。这种和谐可以理解为具有表达性的人体动作在这些具有结构的维度阶谱中达到的动态平衡，这如同音乐中的乐谱。拉班的空间和谐理论和中国传统"天人合一"理念异曲同工，空间和谐理论中的维度阶谱与典型体现"天人合一"理念的太极拳套路，存在彼此相通之处。无论拉班的空间和谐理论还是太极拳，追求的都不是一种静止固定的结构，而是在不断变化中形成动态的结构，进而获得一种自由而动态的平衡。空间和谐的另外一个面向是动力空间，这是比个人空间更为宏观的空间概念。它是空间环境与力效，或者说是生理和心理意图之间连接的容器。它可以是人类群体、社会和生态宇宙共享的空间，这也是拉班在英国其人生后期关注的焦点之一。

（二）凯斯腾伯格动作分析体系（KMP）

KMP是一个完整的动作分析系统，是1965年由儿童精神病医师朱迪·凯斯腾伯格与沙点动作研究组合作创立的。他们用发展的和心理动力的观点来融合前人的动作分析成果。KMP可以用于记录和分析人类从出生到成长过程中的动作发展特征，包括本能冲动的感受与发展、本能防卫、自我与超自我功能、物我关系、适应与不适应（如协调、抵触或冲突）行为状况、自恋症状、性格行为特征以及成长过程中的创伤影响、诊断身心行为的病征等。根据它所诊断的心理资料，疗法师能对动作感觉和非语言疗法进行量化分析，为舞动治疗从"应用表情艺术"转变为健康科学做出重要贡献。

二、心理学相关理论

（一）精神分析理论和人本主义理论的影响

舞动疗法先后受到弗洛伊德的精神分析理论、卡尔·荣格的心理分析理论、卡尔·罗杰斯的人本主义理论等诸多心理学理论的影响。

舞动疗法的重要理论基石是弗洛伊德的精神分析学说。它的一系列相关概念如象征、转移、投射等，都来自精神分析理论。20 世纪初，弗洛伊德对意象，尤其是心像和梦中的映像进行精神分析，弗洛伊德研究了下意识的冲突和本能的表情，并于 1938 年提出"病征与无规则动作"。荣格的理论认为，人格可能随生活环境与个人意志发生改变。人格发展的过程受社会环境和社会规范影响很大，人的一些情感冲突被压抑在底层，而艺术、自由联想和梦，是了解治疗对象人格的重要途径。舞动疗法专家玛丽·怀特豪斯将舞蹈与荣格的部分理论结合，发展出了以关注潜意识为主的"真实动作探索"，又称"深层动作疗法"。对舞动疗法的发展起了推动作用的是 20 世纪五六十年代的人本主义心理学运动。人本主义强调个人有自我实现和创造的潜能，倡导现象学的观察、共情和感觉意识并积极付诸治疗实践，从而极大地丰富了舞动疗法的理论和实践。格式塔疗法、行为疗法等对它的发展也有一定影响。因此，舞动疗法实践在遵循其基本模式的基础上又呈现出多元化的发展趋势。舞动是身体的自然节奏动作，这些动作长期以来受到压制或扭曲，而舞蹈的欲望则像吃饭、跑步或游泳那样自然。现代工业文明社会无形中制约了这种和谐存在的本能与欢乐的行为。其实，如果我们将舞蹈还原到身体的动作来看待，那么舞蹈的概念便会变得较为平易，但人们往往因界定过于局限，以致失落了舞蹈的本能与热情。

（二）认知科学尤其是多元智能理论的支持

认知科学尤其是多元智能理论及大脑两半球功能分工理论，为舞动疗法提供了生理基础方面的理论依据。

在过往的认知科学中，数学智能、语言智能等极受重视，而如今随着科学的发展，感知被越来越多的科学仪器所可视化，感官智能、艺术智能也开始走进人们的世界。美国教育学家加德纳提出多元智能理论，认为智能是多方面的，并且有多种表现形式，其中包括语言智能、数学逻辑智能、空间智能、身体—运动智能、音乐智能、人际关系智能、内省智能和自然观察智能。在他看来，这些智力都不是独立存在的，而是相互作用的。从他的理论中可以看出，加德纳非常注重艺术，并把身体的使用当作一种智能形式。他认为当代主流文明中，身心一直处于两极分裂的情况，一方面开展推理活动，另一方面展现我们文化中的身体本质。身体和心灵的分裂经常会造成一种错误的观念，那就是认为身体所做的并不如语言、逻辑或其他的抽象系统来得重要，也不能引起特别的注意。事实上，近年来心理学家已经觉察到，使用身体与使用其他认知能力之间有密切的关系。

大脑两半球分工理论的影响。艺术治疗的观点认为，在不同流派的心理治疗过程中，言语疗法在矫正治疗对象由错误认知或思维所引起的疾病方面有疗效，而在处理治疗对象存在的情绪障碍、创伤体验等以情绪困扰为主要症状的心理问题时就存在一定的局限性。心理学家Ley认为"一个人不能用左半球的钥匙去打开右半球的锁"（孟沛欣等，2005）。而舞动治疗在解决治疗对象情绪等问题方面存在优势，它通过发挥舞蹈律动在情绪表达和宣泄等方面的作用，对人的心理机能起到促进作用。一些在情绪障碍、自闭、创伤、丧失或损失等方面的研究成果充分证明了这一点。

（三）心身医学及身心关系研究方面的贡献

心身医学特别注重"心身互动"现象，而不只是关注生物躯体的常与异。"心身互动"是否客观存在，决定着心身医学作为独立学科能否立足。各种研究均已表明："心身互动"不仅是客观事实，而且普遍存在，不容小觑。可以说，今天有意无意忽视"心身互动"的重要性，使人类对健康与生命的呵护举步维艰。心身医学结果显示，心理和躯体之间存在着明确的身心互动关系，即"共轭现象"。进一步研究表明，心身互动关系不是等同关系，心理对躯体的影响更为显著与强烈。量化结果提示，心理因素影响躯体领域的路径系数为0.79，而躯体对心理的影响仅为0.14。此外，社会因素对躯体生理的影响，需要通过心理的"中介"，而后才能作用于躯体生理。欧美在人文学术上受到东方文化身心合一、形神交融的哲学影响，对身心关系也注重和谐、追求统一。舞动心理治疗的主要目的之一，就是要达到身心行为的平衡统一。这些相关研究领域的发展进一步推动了舞动疗法的理论与实践的发展（伏羲玉兰，2002）。

（四）社会心理学

社会心理学的社会具身理论认为，前语言期的运动发展并不是在这个空间中，而是在人际空间里发生的。社会心理学贡献了一系列新的基于身体的研究，达到顶峰的是社会具身方法。具身指的是"社会互动以及在社会信息处理中扮演主要角色时产生的身体的状态"。社会心理学家提出四种具体效应：①被感知到的社会刺激元也会引起身体层面的状态；②去感知他人的身体层面的状态会引起自身的身体层面的模仿；③自身的身体层面状态会引起情感的状态；④身体层面的状态和认知状态的兼容性将会调节行为和绩效上的有效性。舞动疗法扎根身体与情感交织这一假设，培养舞动疗法师发展优良的观察技术。舞动疗法师理解身体语言，并善用身体语言去产生干预，从而让这种最直接的深入潜意识的对话被拉到身体外发生可视化的效应。

第三节　舞动疗法的方法

一、切斯技法

奠定了舞动疗法基础的切斯技法是由美国的玛丽安·切斯开创的[①]，它以舞蹈和动作作为互动、沟通、表达的主要模式，是一种创造性地融合语言与非语言方式的独特的、完整的团体治疗方法。切斯技法强调舞蹈即沟通。切斯认为舞动疗法无关教授舞蹈，而是疗法师自己的专业技术引发治疗对象的创造力和自发性，促成治疗对象对内在自我与行为模式的觉察与转化。

――――――――――――
①苏筱璇,李京泽.试析舞动治疗的基本理论——以切斯技法为例[J].当代音乐,2022(4).

（一）切斯技法的创立过程

在美国，玛丽安·切斯被誉为舞动疗法之母。切斯原本是一位舞者、编导和演员，有着多元和前沿的舞蹈训练功底，开创了自己的舞蹈学校，积累了丰富的舞蹈教育经验。在教育实践过程中，她发现学生并没有表现出要成为专业舞者的状态，甚至虽坚持参加练习但对表演性舞蹈也兴趣索然，她开始试着去观察并共情学生的非语言信息，就在这个过程中切斯累积了丰富的肢体表达语言与经验。1942年，她着手医院的一个"用舞蹈来沟通"的项目，尝试用舞动的方式去和一些有精神、情绪障碍的人接触，这些珍贵的经验让切斯开始开展医院、红十字会、孤儿院、特殊学校的工作，并于1946年开始在一家精神病治疗机构工作了近25年。20世纪60年代初，她与一所音乐学校合作共建了舞动疗法师的培训项目，培养舞动疗法师也成了切斯工作的重要组成部分。在这个过程中，切斯越来越确定舞动对于人的内在完形的重要性，她也意识到节奏性行动的意义，意识到它是一种自我尊重和沟通的工具，更是人际沟通、表达的和互动的有效工具。1966年，她领衔成立了美国舞动治疗协会并担任首任主席，成为舞动疗法实践与传播的先锋，其深远影响延续至今。

（二）切斯技法的基本理论

切斯的基本理论是舞蹈即沟通。切斯认为人在舞动身体的过程中，肌肉的运动与情绪的表达是一种最直接最原始的表达方式，这种表达方式不会被语言防御所阻碍。在精神病人或者退缩者的世界里，他们的语言沟通受阻，因无法依靠语言表达出自己内在的世界而与世界失去连接，而切斯依靠舞动的方式，建立连接，从而产生对治疗对象的治疗作用。

切斯的学生将她的工作整理归纳为四个要点：身体行动、象征性、由动作建立治疗关系以及团体活动中的节奏性。

1. 身体行动。切斯认为，人的情绪与身体是同步连接的，身体行动、动作探索会让身体放松、激活、觉察情绪并为表达情绪做铺垫，而内在的情绪会直接影响肢体的语言和表达方式。为了不去体验不好的情绪，身体会在不同程度上产生扭曲，而身体的舞动则会协助治疗对象放松肢体，协助治疗对象表达情绪。而这种表达中舞动的各个元素如时间、空间、力量、流动和关系都是起到治疗作用的重要元素。身体扭曲和身体功能失调反映出的是人内在的情绪冲突和心理困扰。切斯技法中，治疗对象发生治疗性的改变不在于习得某个动作，而在于其敞开心扉，愿意尝试去体验和探索身体动作的各种可能性。

2．象征性。象征性就像语言文字的建立，只是这种语言是透过肢体来表达的和更直接的，更接近感受。在治疗过程中，疗法师与治疗对象的肢体感受和象征语言互动，经由治疗对象的象征语言去交流，使得治疗对象与疗法师建立联系，则可以使治疗对象潜意识层面的信息被意识到并得到干预。治疗对象的潜意识会以动作的形式被呈现、体会出来，动作由此拓展了表达、沟通和情绪感受。使用象征是一种表达和沟通的方式，舞动疗法师常常通过动作的象征性来了解并回应治疗对象，以建立良好的有效的舞动治疗关系。

3．由动作建立治疗关系。由动作建立治疗关系指舞动疗法师以运动知觉觉察自己的身体动作，去感知、表达、反馈治疗的情绪表达，并借由动作建立和治疗对象之间的共情互动。在切斯团体中镜像、调频与共情反应是舞动疗法的重要元素，简单有效的镜像指在治疗对象当下的状态下与他相遇、接纳，即重现治疗的动作并体会其所表达的感受；调频指在此时此地倾听、接收和回应。这种透过镜像方式的表达传出一种深度的连接："我理解你的感受。""我愿意倾听你的声音。""很好。""我是认同你的。"这些信息用动作进行传导的同时，也使疗法师获得了共情连接感受，更有利于产生干预。

4．团体活动的节奏性。在团体活动中，节奏就像一种能量频率的共振，它能够创造出一种连接的整体感。节奏的感染能力甚至可以影响重度抑郁治疗对象的肢体行动，在一场节奏表达中会表现出和谐的整体感。当每一个个体都成为节奏中的一部分时，成员的能量开始流动，每一个人为整体的节奏提供能量，又从中汲取能量。团体的节奏性活动有着独自舞蹈所未有的力量，强调以节奏建构起团体动作模块，支持学员以一种有组织有控制的方式表达想法和情感，是把团体凝聚在一起的力量。

（三）切斯技法的三阶段治疗过程

切斯技法以舞蹈作为载体进行治疗，它的治疗过程包含起始（热身）、中期（主题发展）和尾声（结束）三个阶段。每一阶段都有其自身的干预方式和目的，具体过程见表5-1。

表5-1　切斯技法的三阶段治疗过程表

治疗过程	团体表现和动作干预	
阶段一：起始（热身）	1. 最初的接触	a. 镜像； b. 澄清和扩展动作率； c. 动作的启发/动作的对话
	2. 建立团体	逐渐形成圆圈
	3. 共同的节奏	团体节奏的表达既暖身
阶段二：中期（主题发展）	1. 线索	a. 抓住非语言线索； b. 扩展、延伸和澄清行动和意图
	2. 发展	a. 言语表达（言语化）； b. 象征性、抽象性表达（形象化）； c. 丰富的主题导向（如角色扮演、象征性动作、团队主题等）
阶段三：尾声（结束）	1. 回到圆圈、围成圈的活动； 2. 共有的动作； 3. 讨论/交流感觉	

（四）切斯技法的团体治疗及解析

切斯技法在团体治疗中的特色和效果更加突出，切斯带领团体的过程循序渐进，她高度的敏感和娴熟的技法让她时刻根据治疗对象的状况去调整进程。她的方式简单、清晰而又完整。在团体活动中，暖身是一个重要的环节，活动中透过身体的打开，建立心的连接，这个过程的作用一方面在于唤起治疗对象的能量，另一方面在于让治疗对象与环节建立感知，降低紧张感。切斯在团体暖身后会使用围成圆圈的方式，协助治疗对象进入团体，但也会保持觉知治疗对象的心理进程，看其是否已经准备好融入团体，从而调整进程。这一过程既不可以太快，以防止引起集体的不适感，也不可以拖延太久以致治疗对象出现混乱的状况。暖身之后的进程目的在于：①进一步促进团体之间的连接与信任；②透过肢体表达，扩展出每一个独立自我的发展。在这个过程中简单而又强有力的节奏性动作是最好的选择，可以跺脚、摇摆，借助于节奏性的音乐也会带来很好的效果。结束的环节，切斯仍会有意识地带领治疗对象回到圆圈，让治疗对象持续在支持、安全的环境中完成最后的整合。

切斯创造性地将舞动与身心治疗相结合，建立肢体语言的深层次沟通，为身心治疗的发展做出了巨大的贡献，值得每一位心理工作者好好学习。

二、荣格舞动疗法

荣格舞动疗法又被称为深层动作疗法，是由玛丽·怀特豪斯将舞动与荣格的精神分析理论相融合，发展出的以关注潜意识，包括一切被压抑的经验和被遗忘的记忆、直觉为主的深层动作治疗。真实动作是荣格舞动疗法的重要技术，它强调动作者深入倾听自己，闭上双眼在见证人面前用舞动展开、呈现自己的生命故事，是一种设置简单，却能很好地促进动作者聆听自己内在感官的声音，相信直觉并与潜意识直接对话的舞动治疗技法。

（一）荣格舞动疗法的创立过程

荣格舞动疗法的创始人是玛丽·怀特豪斯，她是美国西海岸进行舞动疗法实践与教学的重要先驱，其舞动治疗工作和教学深深地影响了舞动治疗的后继者。她最初既是一名舞者也是一名舞蹈教师，在习舞过程中渐渐认识到应该赋予舞蹈新的生命和意义，将舞蹈作为一种自我表达和沟通的方式。荣格的心理分析理论对于怀特豪斯的影响非常大，她曾是荣格的治疗对象，在治疗与学习过程中，她开创了舞动语言与象征性的实验，促使她认识到舞动中的表达、沟通和自我心灵的意义。怀特豪斯认为，动作是与自我那个看不见的、未知的部分去接触和连接的方式。对于怀特豪斯来说，荣格舞动疗法不只是单个动作，也不在于动作的关系和回应。怀特豪斯的工作对象大多是一些功能良好的人士，她认为对于功能良好的人可以更多地展开潜意识的探索，而对于治疗对象应更有针对性地进行结构性较强的肢体表达训练。怀特豪斯一生都在致力于释放人的本能冲动，她在自己的教导过程中发现，她所教的不是舞蹈技术而是更深层次的人本身，而舞蹈的内驱力，其实在人的内部。当她发现这些便开始致力于挖掘每个人的内在动力，并称这种基于人的内在动力做出动作为荣格舞动疗法。

（二）荣格舞动疗法的程序与简析

荣格舞动疗法中治疗对象的内在通常会经历三个阶段：觉察自己的身体和动作、想象内在冲动和允许动作的发生和连接外在世界。在具体实施程序中，则可以灵活调整。在荣格舞动疗法过程中，治疗对象对疗法师建立不被评判的信任也是非常重要的，这是治疗对象回归内在真实表达的前提。

1. 热身。荣格舞动疗法的热身主要是让治疗对象熟悉疗法师，这是荣格舞动疗法实现的必要设置，疗法师则可以提出一些简单的动作要求，而治疗对象可以采纳，也可以不采纳。在这个过程中，动作者可以充分感受到他是安全、自由、被允许的，他可以随时找到或离开见证人。

2. 真实动作。自发的动作表达是不可重复和复制的，是未知的、自发的，有着独特而丰富的个人意义。真实动作的开始通常以某种击打乐器的声音作为提示，当声音响起，动作者就必须闭上眼睛，开始内在的探索。为了让治疗对象完全不受外在干扰地进入内在世界，找到自己内在的韵律与声音，在荣格舞动疗法过程中也不会播放音乐，一切都以治疗对象真实的内在感受为基础，让其不断探索和回应自己内在的声音。这些声音可能是潜意识、无意识、集体无意识甚至是超意识的，所有的声音都可被看见并被允许表达出来。通常一场联系会持续30～45分钟，如果是初次接触则15～20分钟更为合适。在真实动作过程中，治疗对象运用肢体自发表达，疗法师只做见证者去观察但不予干预，荣格舞动疗法的作用就是协助治疗对象进入自己的深层意识，探索自己意识不到的部分。

3. 静默时间。当治疗对象结束荣格舞动疗法探索后，治疗对象和疗法师都进入10分钟的静默时间。当再次听到乐器的击打声音，则代表练习结束。治疗对象可以逐步睁开眼睛，而疗法师也可以在动作者睁开眼睛后，停止全身心地关注治疗对象。所有人在这个过程中保持静默10～15分钟，感受自己内在真实的感觉。静默期间，可以用绘画、书写等方式梳理、表达在荣格舞动疗法过程中的体验，也可以喝水、上洗手间，还可以到户外去，但一定不能说话或交谈。

4. 分享。每次荣格舞动疗法练习后都有一个形式自由的分享环节。舞动疗法师不提问、不采访、不反馈，支持每个人自由而充分地表达自己。首先由治疗对象站在疗法师的位置，针对自己整个练习的感受进行分享，分享自己的感受与感悟。在治疗对象分享的过程中，其他人不打断，不做评判。治疗对象分享结束，疗法师也可以分享自己的感受，但全程无关对治疗对象的评判。

三、心理动能疗法

心理动能疗法又称精神运动疗法，是由莉莉安·艾斯本纳克根据阿德勒的心理分析理论、洛温的精神分析理论以及躯体理论等衍生出来的一种通过运用医疗模式进行观察、诊断和治疗并扩展的舞动疗法。

（一）心理动能疗法的创立过程

心理动能疗法的创立者是出生于挪威、后移居美国的莉莉安·艾斯本纳克。莉莉安·艾斯本纳克从小热爱并研习了各类舞蹈，尤其是在20世纪20年代后期，她来到以不论美丑、倡导自由表达和激发内在感受而负有盛名的魏格曼舞团学习和工作。这对她影响很大，为后来的舞动疗法实践积累了丰富的动作资源。20世纪40年代，因政局动荡，她来到美国一所特殊教育学校教授舞蹈，并开始做些舞蹈表演和舞蹈教育工作。其间尤其有影响力的是，情感表现力充沛的她在剧场根据观众喊出的情绪而做出相应的动作，并在舞蹈教育中让学员课前课后的心情发生变化，感受舞蹈的治疗效果。20世纪50年代后期到60年代早期，莉莉安·艾斯本纳克逐渐意识到要了解学员动作背后的意义需要补充心理学知识，于是她来到阿德勒学院研习心理分析理论并在阿德勒精神保健诊所担任舞动疗法专家。她非常推崇阿德勒认为人是由情感驱动、头脑思考和身体行为组成的主张，即坚持情感、心灵、身体三位一体的连接与统一。她还通过洛温的方法帮助治疗对象感知以前没有意识到的身体部位，觉察他们自己的能量。莉莉安·艾斯本纳克整合阿德勒的自卑情结、好斗情绪、社会感和洛温的精神分析等理论，结合自己的经验创立了包括诊断、重构、整合的心理动能疗法。

（二）心理动能疗法的程序

1. 第一阶段：重构。

重构主要指通过现实的身体觉察，寻求改变协调性和实现身体自由表达。本阶段的方向是让治疗对象重新认识和悦纳自己的身体，实现个体身心统一或者身体与自我的和谐。莉莉安·艾斯本纳克依据治疗对象的治疗目标设计了一系列身体动作练习，如行走、跳跃、跑动、翻滚等发展性动作和呼吸、体态、平衡与摇摆练习，使治疗对象身体和动作行为发生改变。这些身体练习不但可以重构治疗对象的体态和动作能力，还能重建身体自信、发展身体意向并释放情感。随着身体层面相关满意度的体验，治疗对象的身体意向会发生重构和相应的改变。莉莉安·艾斯本纳克会持续观察并了解治疗对象的阻抗表现及其潜意识动力，并发展出解决治疗对象需求和问题的有效策略。

2. 第二阶段：即兴、整合。

本阶段的方向是通过自由即兴舞动将潜意识里压抑的情感、恐惧、联想整合进意识层面，最大程度地重建治疗对象身体与自我的和谐状态。莉莉安·艾斯本纳克主要采用的即兴治疗有四类：音乐—旋律、音乐—节奏、象征性和自由幻想、日常生活的画面和情感动力。音乐旋律在即兴舞动过程中具有很强的表现性，不同形式的音乐都可以作为即兴舞动的刺激源和情感催化剂。莉莉安·艾斯本纳克利用不同的器乐和声音给治疗对象不同身体部位提供即兴节奏训练，注重节奏从简单到复杂的建立。在治疗中节奏能唤起治疗对象自发的身体反应和反思性的体验，使其听觉意识化，从而找到适合自己的即兴表现方式。在即兴舞动过程中，疗法师为治疗对象提供与其匹配的音乐、运动来维持即兴感，治疗对象以象征性的音乐为联想媒介，通过边听音乐边根据头脑中的自由幻想展开即兴舞动。治疗对象按照自己的日常行为与生活方式做出各种即兴动作，疗法师引导他们关注使动作和行为保持一致的情感动力，使他们对过往经历进行重构。

在莉莉安·艾斯本纳克将舞动和表达、心理学知识与个人、社会经验整合而成的心理动能舞动疗法中，诊断、重构、整合三个阶段是一个有机的整体，相辅相成、相互促进，这一疗法被广泛运用在各类群体中，影响深远。

四、创造性舞动疗法

创造性舞动疗法后来也被称为舞蹈动作言语治疗，是由布兰奇·埃文创立的一种发挥舞蹈本身创造性力量，将舞蹈当成灵魂表达和投射技巧，与心理学理论结合之后形成的创造性艺术层面上的舞动疗法。它强调作为艺术创造形式的舞蹈可以反馈治疗对象内心的想法和情感状态，推动着舞动疗法师去追溯舞蹈艺术本质，寻找舞动疗法的本质。

（一）创造性舞动疗法的创立

创造性舞动疗法的主要创立者布兰奇·埃文是一位于20世纪30年代至80年代都活跃在全美的舞蹈老师和舞动疗法师，自幼习舞的布兰奇·埃文后来在自我心理学的阿德勒中心完成了言语疗法师的训练，修学了异常心理学的课程，但她更喜欢为正常人而不是精神病人工作，于1967年在纽约成立了自己的舞动治疗中心。布兰奇·埃文在舞动治疗中尊重和信任治疗对象有改变自身的能力，并根植于舞蹈中不断提炼思想和方法去帮助治疗对象促进心理成长、从困顿到清晰、建立自信并实现自我治疗。布兰奇·埃文的著述颇丰，除了先后在各类杂志上发表过40多篇文章外，还撰写并出版了《儿童世界与舞蹈学的关系》《对于普通正常治疗对象的舞蹈动作言语治疗》《功能性技法体系》等著作，在舞动疗法界影响深远。

（二）创造性舞动疗法的理论与方法

1. 心身统一。布兰奇·埃文舞动治疗的基本目标便是实现身心的统一或整合，舞蹈被理解为一种个体生理和心理的双重表达。她用"心身表达"这一术语来描述个体思维、感觉和行动作为整体同时发生在心身层面的体验，显示了身心的互动是双指向性的、相互影响的。布兰奇·埃文强调"去体验心身的统一是一种基本的需求。达到和谐身体的功能表达也许就是最终的任务"。通过舞蹈，心身领域可以得到充分探索和表达，可以克服身体的羞耻感，接纳感觉的生理部分、修复肌张力、校准体态、发泄情感、刺激领悟和洞见，提升治疗效果。

2. 创造性舞蹈。布兰奇·埃文的创造性舞蹈是一种非风格化的个人表达性的舞蹈。它刺激治疗对象以一种全新的、身心解放的方式让身体动起来，体验心灵与身体的对话，刺激他们被抑制的想象力、幻想、意向，唤醒想象力与思维，表达他们的情感。创造性舞蹈以多元的主题如夜空呢喃、海浪翻滚、野兽咆哮等来促使治疗对象使用多种舞蹈元素去探索身体的状态，表达不同的情感，为其情感、意向和幻想、梦赋予象征性的外形，促进自我表达性的即兴创编。即兴创编是一种形式和内容合一的自发性创作，是一种很自然地从自我自发性流淌到舞蹈的体验，身心统一的即兴发挥是创作性工作的主要源泉。

3. 投射技法。投射技法指舞动疗法师通过选择富有创造力的投射物，如帮助个体在舞动中借助于动植物、乐器或通过角色扮演、讲故事等方式探究个体生活中特定的人和事，表达情感和思想，整合认知和社会行为。在创造性舞动疗法中，疗法师还可以使用具有相反意义的一对动词和形容词如快慢、轻重、开关、上下、温柔—粗野、美丽—丑陋等来唤起个体对立的情感。

4. 功能性技法。布兰奇·埃文的功能性技法作为其独创的一种动作教育的方法，是一种非风格化的舞蹈技巧。其聚焦在身体技术上，主要指通过舞蹈活动和媒介激发治疗对象身体内部的力量，使其表达情感，正确运用肢体并带进与功能障碍部位的联系中，以改善治疗对象的功能障碍的方法。功能性技法的特点是再复健和再教育式，包括系统连续的练习和动作序列，以建立和提升能动性、灵活性、韧性、节奏感、鲜活的肌肉运动直觉以及与个人结构相关的力量。埃文强调在功能性技法的选择上要考虑多种因素，如治疗对象独特的生理结构、原生家庭背景、创伤经历等，使治疗对象的身体从过往的限制中挣脱出来并自由支配其身体，对其身心进行赋能。

第四节　舞动疗法的应用

一、舞动疗法在生理领域的应用

舞动疗法永远是协助舞者表达出自己的内心，没有心动的舞动是枯燥的，是没有灵魂的。身心不协调的人，很难拥有真正健康的体魄。在舞动中，舞者可阳刚，可阴柔，可宁静，可狂放。人们不但舒展了身体，也体验了无限的创造力。舞动疗法的终极目的虽不是促进形体完美，但也在治疗中起到了促进身体协调的作用。

（一）改善亚健康状态

亚健康状态的概念在现代才出现，生活节奏加快、压力增大与环境污染等问题让许多人感到身体在没有患上疾病的时候也会有种种不适，例如，出现失眠、头痛、关节及肌肉劳损等症状，到医院就诊也无法找出确切的病因；部分人群抗压能力较弱，在忙碌的生活状态下变得暴躁易怒、抑郁，容易与人发生冲突，心理状态扭曲，但又不愿接受专业心理疗法师的辅导。亚健康状态的调整方法多种多样，是当今世界医学研究的一个重要课题。在我国传统医学中医理论中也有"治未病"的说法，即未患某种疾病，但任其发展在未来就会促使疾病的产生，这时就要采取相应的措施来防治。用现代的说法解释，亚健康即属于内分泌紊乱造成的身体状态失调。对于此类人群，舞动疗法可以起到缓解压力、改善身心关系的作用。伴随着音乐进行舞蹈活动，是对心理状态行之有效的调节方法。早在古希腊时期，人们就发现音乐有可以舒缓人体的精神紧张和压力的功效，巫医的音乐弹奏就已成为治疗疾病的一种方法，而且清新的音乐可以净化人的心灵，抑制人类的不良和紧张情绪的产生。舞动能够适量地增加体能消耗，可以使人在身体略感疲惫或者兴奋感逐渐趋于平缓的状态下安然入睡，同时适当的拉伸动作可以舒松肌肉和韧带。在舞动过程中，血液循环的改善和美感刺激可以缓解精神紧张，动作可以成为心理压力的发泄途径，使人在舞动中充分释放并感觉到全新的自己，从而建立和谐的身心关系，改善亚健康状态。

（二）预防和辅助治疗心脑血管疾病

心脑血管疾病以冠心病为主，常见的还有心绞痛、心肌梗死等。防治心血管疾病首先要做的就是使血管保持年轻状态，使其柔软有弹性，并保持良好的循环状态。舞蹈对心脑血管的刺激和增强新陈代谢的功能恰好能起到维持血管年轻状态的作用。长期精神紧张意志消沉会引起血管收缩、血压升高，在舞蹈中放松心情，可以有效地缓解压抑的状态，通过舞动代谢掉多余脂肪也能使血液黏稠度降低、血液循环更为顺畅。但如果做强度大的激烈运动，则会引起血压骤然上升，所以可以通过节奏舒缓、怡情养性的舞蹈进行有规律的锻炼，对心血管疾病的高发人群进行预防和辅助治疗。

（三）改善形体发育

舞蹈对人的生理健康最直观的功效就是塑造优美的体形，形体美最重要的元素在于身体比例均衡与协调，即体形匀称及体重合理。舞者体脂率低，肌肉比重大，而且肌肉纤长，线条柔美，舞蹈训练可以在保持体形健美、改善形体发育方面起到良好的作用。对于处在发育期的青少年，舞蹈是促进其生长发育的有效途径，尤其是跳跃动作对下肢骨骼的刺激可以加强血液循环，促进营养物质的输送和吸收。对于肥胖症患者或者发育不良人群，可选择强度较大、节奏较快，并且跳跃动作较多的舞蹈进行锻炼。舞者的身体通常会呈现出协调的美感，特别是在生长发育期持续跳舞的孩子，成年后身形会比较优美又柔和。即使是成年人，在不同种类的舞动中也可以找到自己的节奏。舞动疗法师可以根据治疗对象的兴趣进行调整，使其充分运动，加强代谢功能。

（四）提高身体素质

舞蹈作为一种人体动作的艺术表现形式，对加强身体素质有着直接的促进作用。在完成舞蹈动作的过程中，肌肉力量、肢体柔韧度、整体灵活性等身体素质都会得到锻炼与提高。舞蹈之美刚柔并济，时而温婉如水，时而坚韧挺拔，既要充分协调运用身体各部位，又要做到对自身重心、力度以及节奏、路线的控制和把握，这就是舞者本身良好身体素质的体现。如果身体素质低下，连站稳都难以做到，就更无法做到一系列协调的、舒展的、优美的舞蹈动作。

二、舞动疗法在心理领域的应用

（一）舞动疗法与精神分裂症

精神分裂症是一种常见的重型精神疾病，发病时通常伴有妄想和出现幻觉的表现，并产生恐惧、愤怒、焦虑、悲伤、担忧的情绪。精神分裂症通常使用药物治疗，但药物会带来体重增加、震颤、肌肉僵硬等副作用。对于精神分裂症患者，通过舞动疗法对其进行引导，将音乐与有针对性的物理治疗动作相结合，可以对此类人群的情绪和情感产生迅速和强烈的刺激影响。舞动疗法还能够促使治疗对象的心理产生一种积极的心理动力，改变治疗对象不良的思维习惯，使精神分裂症变得更容易被治愈。2015年，Hye-JinLee等人的一项关于舞动疗法对精神分裂症患者的影响研究发现，与对照组相比，舞动疗法对精神分裂症患者改善愤怒和抑郁症状、改善重性精神病症状、控制愤怒情绪显示出显著的积极作用。[1]越来越多的证据表明身体导向型心理治疗对精神分裂症有疗效。Laura Galbuserad等人在关于追求自我意识的研究中，对精神分裂症身体导向心理治疗经验的解释性现象进行分析发现，团体的舞动疗法可以帮助精神分裂症患者恢复身心统一的感觉，身体导向的心理治疗赋予精神分裂症治疗对象自主权力，培养了患者在精神康复过程至关重要的元素和自信心。舞动疗法可以提升病人的社会交往能力、新鲜感和思维能力，改善压抑的状态。舞蹈治疗动作舒缓的过程，可以减轻药物对于精神分裂症患者的副作用，结合患者的兴趣，可以辅助药物进行康复性治疗和长期巩固性治疗。

（二）舞动疗法与神经症

神经症，多数是因心理因素引起的精神障碍，例如，神经脆弱、过分敏感等，也有部分是由神经系统受到损害引起的，另有小部分源自遗传。舞

---

[1]冯春霞,徐建丽,刘仁梅等. 舞动治疗在长期住院慢性精神分裂症患者中的临床应用效果[J]. 护理实践与研究,2018(20).

动疗法可以帮助神经症患者减轻症状，特别是焦虑感。有研究表明，有32例治疗对象在超过16周的时间里接受了舞蹈心理治疗。在第3周左右，患者的抑郁和焦虑症状就开始减轻，工作效率提高，并且保持着积极的状态，一直持续到研究结束。2014年，Sabine Koch等人对舞动疗法与心理健康关系进行研究，对舞动疗法研究进行分析，从23项初级研究中对生活质量、身体形象、健康状况和临床结果的变量进行了分析，并对抑郁、焦虑、人际关系等指标进行了次要分析。结果表明，舞动疗法对于提高生活质量和减少抑郁症和焦虑症等临床症状有效，对主观幸福感、积极情绪、身体形象的提升也有积极的效果，治疗对象人际交往能力提高显著。[①]但由于方法缺陷，数据的异质性需要进一步循证研究。2015年，芬兰的一项在所有中度或重度抑郁症成年患者中对21名患者增加12周的DMT干预研究结果显示，与常规治疗组相比，舞动疗法干预对治疗抑郁症患者有益。对于这部分患者，舞动疗法可以转移社会环境对机体的刺激，使其集中于感觉而非症状，从而使心理压力得以释放和缓解，在审美与感受美的过程中也可以使这部分人群的消极心理得到很好的调节。

（三）舞动疗法与精神发育迟滞

精神发育迟滞是以智能低下和社会适应困难为显著临床特征的精神障碍，多在中枢神经系统发育成熟（18岁）以前发病。大脑发育不全、智力低下、精神幼稚、精神发育不全等都是患有此类疾病的人群的症状。此类疾病也可能会由生物学因素、心理社会因素等所引发，主要表现为语言能力较弱、躯体功能异常、缺乏自理能力等。对于此类人群，舞动疗法或许能使其无法用语言表达的感觉在运动中表现出来，是进入患者的内心世界，并帮助其恢复躯体运动功能的有效途径。舞动的过程可以促使人的兴奋度增加，改善长期压抑的心理状态，使舞蹈的感觉深入患者身心，有序地调节压抑和兴奋指数，提高脑部的含氧量，改善脑部血液循环。

---

①刘莉莉,季彩芳,孔凡贞,等.舞动治疗对抑郁症患者负性情绪和生活质量的影响[J].中西医结合护理(中英文),2020(10).

（四）舞动疗法与失智症

失智症也称痴呆症，是一种脑部伤害或疾病所导致的渐进性认知功能退化的疾病。最常见的失智症种类是老年失智症（即阿尔茨海默病）。据估计，到2050年，全球约有1.35亿人将患有失智症。最新的失智症防治指南强调了失智症的不同阶段和症状的不同治疗方案，包括非药物治疗。舞动疗法是一种具体的干预方式，能改善患者身体、情感、社会和认知过程，因此可能对失智症患者有效。2016年8月发表的《舞动疗法和感觉刺激》提出，舞动疗法对失智症患者来说是易于接受的治疗。舞动疗法过程中出现的身体情绪的感觉，通过记忆、自我表达、自我体验，刺激并促进了心身的联系；在DMT中感觉刺激的治疗价值对失智症人群有积极影响，是一种治疗失智症的有效的非药物方法。它提高了人们的生活质量，减缓其认知衰退速度，具有比较好的成本效益。这篇文章肯定了DMT的感觉刺激是一种整体、经济和富有成效的失智症护理方法。2003年在《新英格兰医学杂志》上发表的一项对老年人群中的休闲活动和罹患失智症风险的为期21年的研究发现，在所有的身体活动中，包括散步、跑步、游泳等，只有经常参加舞蹈可以减少患失智症的风险，这可能与频率较高的舞蹈活动能提高神经重塑、提高脑源神经营养因子的水平有关。

（五）舞动疗法与儿童心理健康

欧洲和北美42个国家的青少年研究表明，约1/5的女孩报告健康状况不佳。其内在化障碍包括如头痛、胃痛、疲乏等躯体症状和焦虑、紧张、抑郁等精神问题。一项舞动疗法对孤独症谱系障碍年轻人的影响的可行性研究发现，在每周一次共7周的舞动疗法结束后，干预组的患者报告，表明患者健康状况改善了，身体意识和自我区别意识改善了，社会技能提高了。基于舞动疗法的镜像方法似乎比目前流行的心理理论方法更多地涉及孤独症的主要发展方面，舞动疗法可以说是孤独症谱系障碍有效可行的治疗方法。

第六章　戏剧疗法

第一节　戏剧疗法的基本介绍

一、戏剧疗法的定义

戏剧疗法一词至少包含了戏剧与治疗这两个相连接的程序概念，将戏剧作为一种心理治疗的方法，即戏剧疗法是以戏剧技巧来从事医疗上的心理治疗，它涉及对人生、社会、环境等的应用，有其独有的特质。

1979 年，英国戏剧疗法师协会在其发行的《戏剧疗法》期刊中指出，戏剧疗法是一种手段，用以协助人们去了解与解决社会及心理上的难题，治疗精神上的疾病与解决精神上的障碍。它借用简单的象征性表达、创造性的架构，包括口语与肢体的交流，使治疗对象借助个人与团体来认知自我。

美国国家戏剧疗法协会在其出版的手册中记载，戏剧疗法可被定义为采用戏剧与剧场的程序来达到减轻症状，整合情绪与促使人格获得成长的治疗目标的一种方法。

罗勃·兰迪教授指出，戏剧疗法是一种具意向地采取戏剧与剧场的程序，来达到减缓症状、整合情绪，以及促使人格获得成长的目标。它是一种活动方法，借以促使严重障碍与残障者，如医院、精神疗养院、特殊学校及监狱等机构中有这些问题的人产生正面的改变。此外，戏剧疗法亦同样能有效地帮助个人拓展与开发潜在的力量。

因此，戏剧疗法是一种有完整结构的戏剧与剧场艺术的治疗程序。它将治疗对象置于其活动中，借助于个人与团体互动，自发地去尝试并探讨生命中的经验，借以舒缓情绪，建立认知，解决精神上、生理上的问题或障碍，以实现促进人格成长、获得身心健康、发挥潜能、建立积极人生观的目标。

二、戏剧疗法的分类

（一）发展型

发展心理学强调的是人们生命阶段的先后性。某阶段的一个障碍可能成为一个人一生的问题。这个障碍不仅仅存在于孩童时期，也可存在于生命中的任何其他的阶段。采用发展型戏剧疗法的疗法师找出症结，然后通过戏剧方式加以修正，以改变治疗对象的观念。孩子在游戏中学到的体系同样可以用在成年人身上，用以探索生活中的各种关系和情形。根据这一原理，戏剧疗法过程可以划分为三种模式。

第一，化身。通过感官、运动和声音等形式对一个主题加以探究，这些形式包括舞蹈、活跃型的游戏、呼吸训练、唱歌游戏等。

第二，投射。使用物体来象征人物、感情或情景，比如，面具、木偶、玩具、仪式。琼斯对戏剧疗法中戏剧性投射的基本阶段做了总结。这些阶段注重的是通过戏剧使"内在矛盾"获得外部释放，从而改变治疗对象的观点、心情和态度。

第三，角色扮演。即兴或按照剧本表演一个真实或虚拟的角色。

戏剧疗法师鼓励治疗对象使用这些他们已在儿童游戏中应用过的任意一种模式，来探索人生不同阶段的经历。

（二）创造表达型

该治疗类型应用的一个前提就是，重点关注当前的创造性表演本身，不用回忆过去的事情或者疑惑现在发生的事情。这个类型的治疗目标就是提高小组成员已有的技能，从而促使自尊产生。运用创造性表达方法的同时，还要用一定范围内的戏剧创作来激发想象力，帮助治疗对象发挥潜在能量。这要求疗法师必须具备一定的交流和社交技巧，还得具备一定的洞察问题的能力。

（三）准戏剧型

格洛托夫斯基在准戏剧研讨会上使用了仪式、声音和肢体动作。他不喜欢在观众和表演者之间设定距离，因而发展出一种能把所有在场人员包含进去的剧场表演模式，强调眼下发生的事情。这些技巧经米切尔进一步调整和发展后用于戏剧疗法。米切尔用蜡烛摆了个仪式性的圆圈，小组成员在其中分享各自的经历，进行多种练习，包括运动和交流想法。这个类型的依据在于通过共同的肢体和认知进行表演，治疗对象可以做好展示个人和情感问题的准备，以获得改变的效果，即仪式的促进性转变。关于这种类型的戏剧疗法，米切尔做了如下陈述：这种方法就是让治疗对象在治疗的过程中，能自己设计治疗仪式。仪式本身不是改变，而是为改变做准备。

（四）角色类型

莫雷诺在角色概念的基础上建立了治疗性剧场。他关注的重点主要是人们所承担的角色，以及他们在不同角色下如何做人做事。他认为成功地发挥角色功能，就等于收获幸福。表演心理剧就是进行角色探究，纠正不正常的角色，继续行使成功角色的职能，同时寻找新的角色。

在角色承担和角色扮演观点的基础上，兰迪创造出角色型戏剧疗法，即治疗对象在治疗时完全通过扮演假想角色和该角色的对立面，来理解所表演的角色和反角色的矛盾本质。他表明这一方法的目标就是"改变举棋不定、自相矛盾的观点"。兰迪还强调了矛盾心理，他认为无论治疗对象如何努力地去扮演一个角色，其中的矛盾还是会突显出来。例如，内心挣扎于如何选择角色，想演无所畏惧的英雄，但心中非常害怕扮演不好，纠结于两个矛盾的角色的扮演选择，徘徊于存在与虚幻之间，很矛盾地觉得自己既是英雄（不会怯懦）又是懦夫（不是英雄）。

（五）综合型

综合型指的是结合了两个或两个以上戏剧疗法类型的类型。珍妮斯描述了两种综合方法：一种是创造表达型与获取技能方法结合；另一种是任务型与心理治疗干预和解释方法相结合。经过一番介绍性的讨论后，小组再决定自己的主题。从多种剧场和戏剧性程序中做出选择后，疗法师引导治疗对象进行自我问题的探究，包括解决问题、发展技能或进行自我反省。

三、戏剧疗法的起源

戏剧疗法的发展与戏剧本身的演变息息相关。"戏剧"一词由希腊人创造，指的是"行为"或"一种人为设定的活动"。人们普遍认为剧场表演是由古时年末的仪式发展而来的。这种仪式在冬末春初时举行，被称为"年舞"，后来又演化成为叙述狩猎和战争英雄事迹的故事性舞蹈。演员不再以自己的身份舞蹈，而是饰演另一个人、动物或神灵等角色。随后关于这些英雄人物的神话故事出现了，仪式和剧场表演这两种形式也渐渐分离开来。当演员变得更加精明老成以后，他们不再相信仪式的力量，有些人就退出表演而转变成观众。他们不再热衷于舞蹈表演，而与之保持距离，但还是会给予它认知和情感上的支持。这时，一个专属于他们的空间——"剧院"随之产生了。从这点来说，这种舞蹈形式就不再是仪式，而是成了艺术——戏剧表演的艺术。然而，进剧院看戏剧在今天仍保留着仪式性的因素，观众的参与仍然起着重要的作用。

仪式性的舞蹈发展成剧场表演的过程很缓慢，其中希腊剧场表演的形成过程表现得尤为典型。人们对酒神狄俄尼索斯的崇拜、赞美以及在他的祭坛周围演唱圣歌的行为最终发展成为希腊的剧场表演。通过舞台上的表演，人们慢慢认识到了自身的感情及存在的问题。而观众的观剧过程，就是一种与剧中假想人物同呼吸、共命运的过程，就好像剧中角色是真实存在的一样。这就使得观众有机会从一定距离外审视自己身上存在的问题，从而促进了戏剧疗法功能的发展。

古希腊剧场表演的演化阶段一般被认为是戏剧发展的主要时期，正是在此期间，戏剧的治疗价值初次得到认可。随着每年春天节日活动的举办，古希腊剧场表演慢慢成形。人们都想成为喜剧或悲剧方面的专家，开始争夺最伟大诗人或剧作家的头衔。各行各业的人都参与其中，这个活动随后成为哲学家和政治家表演的舞台。亚里士多德在喜剧和悲剧两方面都有所建树，但让他驰名戏剧界的是他在专著《诗学》中对悲剧的定义。在这本书中他强调了一种极端的情感表达方式，他称之为"情感宣泄"。

情感宣泄这一概念在戏剧的治疗性用途中起着至关重要的作用，同样重要的还有在戏剧中获得的间接参与感和身份认同感。明明知道舞台上的表演都是假的，但还是会临时性地相信它是真的，观众和演员都希望获得这种效果来共同创造出效果良好的剧场表演。假设性是戏剧疗法的中心，它可以让治疗者在知晓虚拟语境的前提下投入剧情表演。

四、戏剧疗法的发展

（一）戏剧作为治疗方法的源起

早期宗教仪式中使用的歌曲韵律和舞蹈能够让人进入一种催眠状态，当时的观点认为，进入这种状态就可以与诸神交流。此时一种被称为萨满的宗教巫师职业应运而生，成为人们与诸神交流的媒介，被唤起的催眠状态就是交流的方式。随后他们开始宣扬巫术，成为人们身体、思想和精神上的治疗者，仪式开始通过催眠重置，起到改变意识形态的作用。直到今天，萨满教在很多地方依然存在，包括北美和澳大利亚。在斯里兰卡，萨满治疗集会是一种公众仪式，和有观众观看的剧场表演一样，该集会是以社会群体为观众在催眠状态下进行的戏剧表演。

尽管人们普遍认为萨满是由古代仪式性的活动发展而来的，但直到18世纪，戏剧才开始对精神性疾病的治疗产生影响。随后，剧场表演作为精神紊乱者的消遣活动而被接受，人们认为参与戏剧表演可以起到治疗的作用，舞台随之被推广到精神病医院。为精神病患者所写的剧本纷纷问世，有的剧本作者就是患者本人，其中最著名的可能就是萨德侯爵了。向大众推出剧本的有些方式在今天看来是不合适的，例如，当时的人们把推广剧本看作嘲弄精神病患者的机会。尽管如此，戏剧疗法发展的种子还是已经播下了。

（二）戏剧疗法的开端

彼得·斯雷德首次在英国使用戏剧疗法一词，这在他20世纪30年代写给英国医学协会的一篇论文中可以看到。"戏剧疗法"一词的出现使戏剧的治疗价值首次得到当时人们的认可，它也是对斯雷德当时工作成果的记录。当斯雷德还是一位年轻演员时，他就对儿童游戏产生了兴趣，并且意识到戏剧源于游戏。随后他到艺术中心和教育机构工作，和孩子们待在一起。通过与荣格分析师——克雷默博士合作，斯雷德在研究成人精神健康的过程中进一步发展了戏剧疗法，也就是在这一时期，他接受邀请去英国医学协会演讲，并首次使用了"戏剧疗法"一词。然而，戏剧作为治疗方法已经沿用了几个世纪，所以斯雷德认为自己不是戏剧疗法一词的开创者，而是其中的一位发展人。不仅如此，他的创造性工作还是治疗发展历程中的里程碑——他用自己60多年的职业生涯证明了戏剧在人们治疗和成长过程中的重要性。其作品都收录在他的论文集《彼得·斯雷德论文集》中，现收藏于曼彻斯特的约翰·瑞兰德图书馆。

很多权威人士把戏剧在现代西方文化中用于治疗的历史追溯到19世纪的欧洲大陆。这一时期文学作品开始探讨"情感宣泄"的功能，而法国和德国的精神病医院则修建了该类剧院，专门用于治疗该类患者。随后，戏剧疗法在俄罗斯获得重大发展。利金发展了"治疗性剧场"，叶夫列伊诺夫进一步完善了"剧场治疗"的定义，把它当作"一种探索表演过程中内心和精神历程的方法"。

（三）作为职业的戏剧疗法的发展历程

随着人们对戏剧疗法关注度的增加，那些已经投身于戏剧疗法的工作人员需要进行交流。作为对这一需求的部分回应，1976年，英国成立了戏剧疗法师协会。在该协会的支持下，戏剧疗法培训得以快速发展——围绕核心课程建立各自独立的科目。培训开始的时候是以短期课程的形式进行，随着培训模式的渐渐成熟，最后发展成了两年制的业余课程。1977年，苏·珍妮斯在赫特福德艺术设计学校（现在的赫特福德大学）开设了一门戏剧课程；1978年，她又在里庞与约克圣约翰学院创立了第二门课程，该课程后来获利兹大学的正式批准。与此同时，比利·林德科维斯特创立了一年制的全日制课程，后来在当时的伦敦演讲与戏剧学院开课。在20世纪70年代早期，有团体在埃克塞地区为一些精神病医院开设了一系列的周末研讨班。德文郡戏剧组织者协会和后来的南德文郡学院戏剧系都开设了短期的在职课程，以满足戏剧疗法工作的需求。1980年，南德文郡学院引进了两年制的研究生课程，这与赫特福德艺术设计学校和圣约翰学院开设的课程很相似。这门课程后来在埃克塞大学获得批准，以响应英国戏剧疗法师协会的政策，也与当时其他大学认证的研究生课程保持一致。后来，普利茅斯大学成为课程认证机构。1955年，附加课程在曼彻斯特和爱丁堡获得认证。

英国戏剧疗法师协会的建立，起初是为了让成员之间相互支持，随着参与到戏剧疗法中的人越来越多，该协会逐渐演变成了一种职业发展方式。在20世纪90年代中期，英国戏剧疗法师协会与艺术音乐治疗协会合并，两者又被纳入职业补充医学理事会，该理事会现是英国健康护理职业的管理机构。经过长期的协商后，这三个艺术治疗机构最终在1998年成为国家注册机构。现在艺术疗法师（戏剧方面）是一个受保护的职业，没人能随便自称自己是一名戏剧疗法师，除非他们已经在"卫生健康专业委员会"完成注册。

五、戏剧疗法的意义

戏剧疗法旨在通过使用合适的戏剧帮助治疗对象获得戏剧体验，并达到改善其身心状况的目的。为了达到这一目的，疗法师和治疗对象之间必须形成一种能使他们共同向着这一目标前进的关系。戏剧疗法师必须提供一个安全的空间，并选择合适的戏剧疗法结构和手段（治疗对象最好能参与选择）。戏剧疗法师在治疗的过程中起到支持和引导作用，由于治疗时难免会引起情感反应，所以疗法师还必须准备一些措施来控制治疗过程中激起的情感反应。

戏剧疗法利用了戏剧表演中所有潜在的治疗因素。最为人所知的可能就是情感宣泄，或者说是内心深处情感的表达。治疗对象会感觉眼前的情境是真实的，因为它正在发生；但也会有不真实的感觉，因为眼前的活动是以表演的方式展现出来的"虚构"。戏剧的创造性可以让治疗对象更加了解自我，让那些没被意识到的情感、思想和事件浮现出来，并通过隐喻的方式加以表达。强化过的创造性能力也有助于问题的解决。

除了可以有效地帮助个人获得治疗性的改变外，戏剧也是引起社会意识和政治意识改变的强有力的工具，但这两种方式不应该被混淆。从亚里士多德时期开始，经过中世纪的发展一直到现在，用剧场表演来强调权力和不公问题的传统已经延续了几个世纪。同时，道德剧的作者尝试引起人们对教堂活动及教义的关注。易卜生、布莱希特和贝克特等剧作家们则向人们展示了社会和政治问题。在20世纪30年代，莫雷诺开创了"活报剧"的表演形式，对时下话题进行探讨，同时开创了与传统社会题材戏剧不同的"社会剧"，鼓励观众承担起影响社会主旋律的责任。直至今天，社会剧仍是探究和处理社会问题的一种方法。奥古斯都·波瓦创造了一种让观众参与其中的戏剧方式，他称其为"被压迫者剧场"，旨在增强人们的政治意识，以推动社会变革。他让观众加入表演中，邀请他们到舞台上扮演剧中角色，并以不同的方式进行演绎，表达不同的观点。

第二节　戏剧疗法的基础概念和理论基础

一、戏剧疗法的基础概念

戏剧疗法理论模式的发展基础，源自八个方面。从这些理论源流中，我们得以一窥本质上属于戏剧层面的一些重要概念：自我、角色、表征化、距离化、自发性及潜意识。这些概念连同其衍生的历程如角色取代、模仿、认同、投射、转移、角色扮演、情感性回忆、美感距离以及情绪宣泄等，均为兰迪所建构的戏剧疗法理论的基础。

兰迪发展出一套角色模式，该角色模式源自两个主要学科：剧场与社会学。在角色模式中，"人格"被视为由三方面因素组成的相互依存角色系统：①生物方面，即借由个人的基因遗传所得的特定能力与潜能、癖性与特质；②经由社会互动，人们习得了角色楷模的特性，而以和他人相当一致的方式看待、要求自己；③将结合了的个人天生的生物性结构，以及人所扮演的社会角色之组合体的感受，通过动作加以表现出来。身为一位角色扮演者，人们可以再创自我，亦即在世上尝试着发展出崭新的生命。

（一）角色

角色论的观点认为，人格是一种相互关系的角色系统，借此系统可传递出秩序与方向感信息，其间无所谓自我来操控这些角色，人格本身即其各面具或相关联角色的整合体。对此，兰迪曾提出："此系统中存在着创作原则的看法，即个人有能力创作出新的角色而改变旧有的。"

兰迪在1990年称："角色"是指"在自己所处的社会与理想世界中，包含我们对自己与他人的所有思想及感受的构建"。在1993年，他更进一步提出"角色是人格的基本单位，它包含该单位特有且一致的性质"。角色仅代表个人的一部分，而非整个人格，是人格中最不容分割的部分。

欲了解角色，必须先厘清角色的属性含义，它包括角色类型、角色特质、角色功能、角色风格及角色系统。

1. 角色类型。角色的分类系统是一种类型论，一种将人格特征加以分门别类的系统。角色类型是具有可被普遍认知及具体表现某些特质的实体。就源自剧场的角色类型而言，它常常可以反映为一群具有相似行为方式者和具有共同特征的角色人物（如守财奴、智力障碍者、爱人、英雄、懦夫）。在对人类思想与行为依角色类型分类的过程中，我们能以相当于表演戏剧的方式来探索其存在的意义。

2. 角色特质。每种角色类型均有其独特的属性或特质。英雄是勇敢的，骗子是狡诈的，恋人是浪漫的，儿童是好玩乐的。同一种角色类型也有相互矛盾的特质，因此需创造出附型。

角色特质通常用来描述分类系统中六种范畴的角色，包括身体、思想、感情与道德、社会生活、精神生活及创作的敏锐度。

3. 角色功能。取代并扮演某个角色均是有目的的。每个角色均能以特定的方式，取代扮演该角色者，即使是复杂的角色类型，也有其公认的功能。大多数观众借着认同舞台的角色类型，从远处检视自己在真实生活中的愚行。

4. 角色风格。"风格"是有着心理学内涵的美学术语，是指角色表演方式与现实接近或区分的程度。有些角色以非常现实的形式呈现，有些则相当抽象，而有些则为两者的结合。角色表演风格会决定扮演者内在所涉及的思考的程度。

在日常生活中，我们通常不会有意以风格化方式演出角色。但在戏剧疗法中，人们可以刻意使用风格化的方式，来协助个人在安全距离中觉察某角色的感受或思想。比如，某个角色是暴怒的成人，虽有强烈的情感，但是若能以较风格化与距离化的方式扮演这个角色，则疗法师能协助治疗对象了解其不一致性，从而设法修正偏差。

5．角色系统。角色系统是指个人内在角色的整合体，即由各种角色人格整合成的人格整体。它无法被直接观察到，但是可由日常生活中所扮演的角色推断出来。理论上而言，当人们从社会环境中使用某些角色，并创造新角色以建构其修正过的本体时，角色系统便会就此发展出来。

此系统中，许多角色倾向与其反面角色伴随出现。比如，当一个人扮演受害者的角色，他也可能强化了加害者的部分特质。理想的角色系统中每个角色均与其反面角色处于平衡状态。

角色分类系统的内容可分为六个范畴，共84种类型。一般而言，角色系统是人格的地图。对某些人而言，他的人格地图可能因地形上的变迁而涵盖广袤的疆域。这些人可能拥有84种角色类型的全部或大多数，并且这些角色类型在日常生活中蓄势待发或已然展现出来。

在致力于使彼此矛盾的角色达到平衡的理想过程中，人们在心理方面得以持续成长。

（二）角色取替

人类在生命的开始即扮演一些角色，即使在出生前，胎儿也扮演着饮食者、呼吸者及运动者等角色，展现其既定的生物性。出生时，这些原始的角色旨在保护生命，待与外在社会世界互动后，婴儿开始习得新的角色。此时其他人首度登场，父母、手足乃至好友，全都成了角色扮演可能的典范，发展中的婴儿将习得他们的特质。这是将角色楷模特质内化的一种复杂的戏剧化过程。当婴儿能分辨出他们是与母亲分开的实体时，他们会以别人对待他们的方式对待自己，即会视自己为客体。

这种角色取替的内在历程表示个人对自己有与他人一样的意象，他同时拥有"我"与"非我"。角色取替的质与量一方面会通过多重途径，决定个人行为模式与安适感；另一方面，个人本身也会受到有效角色楷模表现的影响。

1．模仿。角色取替的根本在于模仿外在过程。透过这个过程婴儿会模仿"重要他人"的动作、声音与语言。经由这种玩乐性的自我模仿，婴儿进一步发展出取替角色的能力，乃至发展出健康的自我一体感。

因此，个人具有取替两种角色的能力：自己的角色，称作心理剧角色；他人的角色，称作投射角色。

严格地说，模仿并非角色取替的内在过程，而是一种外在行动，一种充满游乐性的动作，它使儿童做好与重要他人发展出更复杂关系的准备。

　　2. 认同。在一种更深层的角色取替历程中，儿童认同母亲，不仅学习她外在的行动与声音，更学习其感情和价值观念。经过认同，儿童将自己与母亲等同视之。认同与其在不断寻找的"我是谁"的答案息息相关。在每个发展阶段，人们均根据他所认同的角色楷模来回答这个问题。然而一旦出现认同的对象混淆不清或不值得信赖的情况，个人则将经历认同危机。

　　要解决认同危机，人们必须在重要角色楷模中再次发展自己。例如，孩子必须找出另一位"母亲"人物，其能对孩子展现出一度失去的慈母特质，让孩子能学习这些特质。

　　认同为内在戏剧化的历程，儿童并未实际扮演母亲角色，只是形成像母亲般的自我意象，并认识到自己有能力表现出其行为。由此可知，孩子与母亲两个角色虽有不同，但却是相互依存的。

　　3. 投射。认同的另一面即富有戏剧性的"投射"概念。表现投射的儿童并非将自己视作母亲，反而是将母亲当作他自己。投射是一种想象别人与他有同样感受，甚或别人即他的心路历程。这个过程可以将对他人的不快感受转化成别人对他的不快感受，借以保护自己。例如，他会将"我在生母亲的气"变成"母亲在生我的气"。

　　然而，投射也有正向功能，个人可将本身的特质外射，于安全距离中扮演与检验现实。所有的戏剧活动，包括早期的戏剧方式、非西方的仪式性戏剧方式，乃至剧场演出，在演员进入他人的角色、心灵与精神时，他们的表现根本上来说均为投射。

　　4. 移情。戏剧世界并不是单纯的"我就是我，而你是你"。从角色取替的观点来看，事情常非其表象，角色与现实并非固定不变的。透过认同与投射的过程，你可能变成我，而我也可能变成你。例如，经由移情，个人会将朋友当成母亲或将疗法师视为父亲。事实上，个人是依据其主观的世界再造现实的，中性与外在事物可能会因个人过去经验而带有其他意义。

　　移情经验在戏剧疗法与心理分析中同样重要，因为它为面对过去未能解决的情感问题提供了机会，同时它设定了经由自发性行动逐步将其表征化的过程。

移情是一种普遍的戏剧现象。个人若无法将过去转化为现在，将实际转化成象征，那么他将存活在一个单调、单一向度的世界中，游戏与戏剧将不复存在，所有事物均一如所见般呈现。

健康的戏剧世界观的特点是使移情达到平衡，即个人能同时看到他人的实际状况及表象。然而当移情成了病态的而导致精神官能症或精神疾病产生时，应设法重建以现实为基础的过去与现在、个人与他人间的界限。

（三）角色扮演

认同、投射与转移均是存在于内在的、心理的学习过程，而压轴的角色扮演过程却是外在行动的形式。演员将其思想、感受及行为投射到另一个人身上，然后扮演起对方来。同时，演员也认同别人，模仿他人的动作，学习对方的思考方式、感情与行为上的特质，并将这些内化，作为引导其进行角色扮演的准备。

戏剧演出中，角色的取替与扮演、同化与调适的交互性是相当重要的。二者缺一，可能就意味着演员与角色间处于不平衡的状态。

角色扮演是角色模仿演出的一种形式，其间个人会融入某种角色人格。经由角色扮演，个人会认同该角色或角色人格，同时也会将个人特质投射到角色人格上。因此，扮演角色时，个人会以身体动作表征其角色人格。角色扮演基本上是一种外在的演出过程，但是仍然隐含个人与角色人格、认同与投射间的关系。一旦两者中的任一方受到抑制，它们的关系就会失衡，导致表征的不完整。

（四）表征化

人类正常的发展过程中，演员与角色、认同与投射等戏剧概念，均在追求平衡、能量同时由外在世界流入心里，又由心里流往外在世界。也就是说，当世界在个人内在形成心象时，经由角色取替过程的调和作用，它会透过角色扮演以身体动作再现于外在世界中。因此，表征化被描述成双重的戏剧化过程，将世界转化成心象的内在过程及扮演角色的外在过程。

戏剧化表征具有转化特质，有我与非我、现实与想象间的辩证关系，因此自然会假想这个过程有许多失衡。在功能正常时，这些失衡可经由增多或减少其中一级或另外一级能量的过程自然予以重建。然而，一旦失衡持续过久或强度太大时，则需要外力的介入。当失衡过久，个人扮演一个角色的能力或能胜任的角色范围会消解。为重建平衡，并使个人调节现实与整合状态，戏剧疗法师必须先了解"距离化"这个关键性概念。

距离化是戏剧疗法理论中的一个关键概念。Brecht 在史诗剧场中提及的距离化及侧重过度距离化，即一种思考远离情感、演员远离角色、观众偏离所期望的反应等现象。

日常生活中过度距离化的互动特征有可能是交谈时身体保持一定距离，以高度理性方式对话，以及小心翼翼地不去触及情绪话题，也不认同彼此。过度距离化者需要建立自己与他人之间的界限，逃避认同及所有会破坏其分离心态的心理过程。然而，为重建自己的意象世界，他会将思想与感受投射到他人身上，而将别人当作自我的反映。

过近距离化的互动方式则相反，其特征为身体和情绪上的亲近，缺乏可区分的界限，有高度的同理及角色融合现象。同时，过近距离化者认同他人，并自认为自身常常在反映他人的行为。过近距离化者在极端情况下，容易丧失自己与别人之间的界限。

距离化的核心要义，是求得过度距离化与过近距离化两种极端间的平衡点。在此时，个人能思考、可感受，且能找到身体、情绪与理性的平衡距离。在此平衡点上，个人与他人、个人与角色人格，乃至角色与角色间，均有清晰的界线。但是此界限是有弹性且可变的，只要个人改变或与他人发生互动，此界限就会发生变化。

社会心理学者 Thomas Scheff 认为，距离的理论是建立在心理分析与戏剧模式的基础上，他将情绪宣泄重新界定成个人远离距离平衡时的状态。Thomas Scheff 认为，过度距离化是一种极端的压抑状态。过度距离化者会阻断他体验痛苦情绪的能力，其主要的经验模式是认知的。他能回忆过程，但是却不承认目前的感受与过去的经验之间的关系。过近距离化的特征是压抑情绪的再现。过近距离或者整个人陷在悲痛情绪中，因而经历了相当多的焦虑体验，他主要的经验模式是情感的。他不只是在回忆过去，还会重新回到过去生活。

（五）情感性回忆

情感性回忆源自早期演员的训练方法。"重回过去生活"成了许多接受情感性回忆演技训练的演员的金字招牌。为了能鲜活地生活在舞台上，为了再次表现出首次经历该事件时的反应，演员必须将目前实际的感受与过去事件（例如，爱人去世或小孩出生）相结合。理论上，情感的再现应该出现在演员实际生活的现实与剧中人物戏剧生活的虚幻达到平衡时。然而实际进行情感回忆时，许多演员处于过近距离化的情绪水平状态，常常会陷入当时的负面情绪中而无法自拔。

（六）美感距离

当个人处于过度距离化与过近距离化两个极端的中间时，他就处在美感距离上，此时会出现情绪宣泄。在美感距离上，个人处在现在与过去的平衡关系中，即他回忆并释放过去的经验。在达成平衡状态时，他能够获得一种思想与感受交流的经验，能对事物作"感性的洞察"。美感距离是解放的关卡，他可以回答下列问题：倘若一个人压抑情绪的原因是太痛苦了，以至于无法正视现实，那么何以又能将此痛苦的片刻带回到意义层次？答案即是因为在美感距离上，个人可以同时扮演能重现过去的演员角色及旁观者角色。换言之，处于美感距离上的个人可以同时保留距离化而理性的旁观者角色，以及过近距离化而情绪性的演员角色。当两个角色同时出现时，心理紧张度升高并通过笑、哭、呻吟、战栗或羞愧而得以宣泄。

（七）情绪宣泄

在戏剧疗法中，情绪宣泄并不一定是情感爆发，或悲泣、狂笑的情感奔流，而可以是较为温和的反应，一种温和的体验时刻。情绪宣泄意味着能够体会到冲突，见识到个人的心理或社会生活中思想、言行或感受同时共存的矛盾层面。这种现象在日常生活中很常见，例如，某人能从镜中看到父母的意象。这种将自己想象成母亲的体验，可能会引发紧张情绪。同时，体验到母亲的"我"及纯属自己的"我"，将导致情绪宣泄——经由抽搐双肩、叹息、微笑等释放紧张情绪。因此，情绪宣泄可看作对心理矛盾的体验。

（八）自发性

处在美感距离、解放点上时是治疗对象最为自发的时刻。它是创造性时刻，也是有无限种可能性的时刻；它是游戏的时刻，也是潜意识最可触及而准备好经由戏剧表演予以象征化的时刻。

处于自发性状态的人在扮演即兴角色时，会以现实和本体两个层次壁垒分明，却又相互依存的方式来表现。虽然治疗对象意识到自己是在扮演另一个虚构的角色，但是他会表现得相对投入且有说服力。如日常生活中儿童自发地玩洋娃娃，儿童清楚娃娃不是真人，但是却将他们当作真人并与之互动。

与情绪宣泄一样，自发性也根植于有重要矛盾的戏剧性经验中，它有两种实体：现实的世界，戏剧或游戏世界。处于自发性状态时，个人可同时并存于两种实体中。这也意味着同时存在两个时间架构：过去与现在。虽然自发性的表演指的是充分地生活在现在、充分地聚焦于此刻的经验，但是处于自发性状态的人却同时基于过去的经验来行动，剧场中的演员已排练好他的台词；奥运的体操选手在小心翼翼地操演他的动作；准备外出赴约的年轻人再三练习他的行为与"社会剧本"。真正上台演出时若想表现得自发且精彩，个人则必须以首次表演的心情表现动作。他必须表演出与训练时一致的动作，但这又是在呈现一个全新的、转化的自我意象。

处于自发时刻是充满冒险性的，因为个人会惧怕未知。面对观众时，准备好台词会比甘冒出现失误或受到羞辱的风险，将闪现于脑海中的意念即兴地说出来要安全得多，清楚你想对一位重要人士说话的内容，要比完全没有准备的与他会晤来得安全些。但是这种冒险却可能提升个人自信心，只要明确自己所想的，顺口说出个人见地，则可借此增添对个人智慧的信心。

（九）潜意识

戏剧疗法师通过平衡个人与角色人格、现实与想象间的距离，协助治疗对象获得自发性。在此平衡状态下，治疗对象能让压抑的情绪完全呈现，而不会陷入其中。在处于自发时刻、美感距离时，潜意识是可被触及的。潜意识是储藏大量心理现象——愿望、幻想、情节、角色类型与原型的储藏室，这些现象无法被人们直接察觉，但是却可经由意象或通过象征形式释放出来。治疗对象通过动作、声音或语言，使其潜意识里的想象现形。

在戏剧疗法中，Freud 的潜意识观点——储藏了幼年的性心理情感象征化的语言与行为，对于分析治疗对象个人戏剧化过程的内涵十分管用。戏剧疗法中，与恋母情结有关的意向尤为普遍，为成功解决此难题，戏剧疗法师常转向"故事"方面取材。例如，可借童话故事，将唾手可得的快乐结局模式应用在具有恐惧情绪的孩子身上，运用那些贪婪的女巫、掠食的野狼、邪恶的王后，以及其他童年时期惧怕的双亲化身之意象，消解恐惧情绪。戏剧疗法师以 Freud 理论为本，采用童话处理模式，运用故事来探索孩童的欲望与罪恶感，以及因担心被双亲丢弃、与父母分离而形成的恐惧感。通过孩童自己发挥想象再创故事后，疗法师可以协助他们找到消除恐惧感的方法。

戏剧疗法与其他艺术治疗一样，相当依赖象征化过程，潜意识于此治疗过程中扮演着关键性角色。因此，对戏剧疗法师而言，最重要的课题就是协助治疗对象达到自发状态，并经过想象，将潜意识情感表现出来。诚如上述，我们知道，通过促使治疗对象移向美感距离——实际与虚拟两个实体达到平衡的中点——可以实现激发潜意识。

戏剧疗法的距离与平衡点，与上述大多数理论模式中的平衡观点相似。许多心理学者主张人们只有心理达到平衡，功能才能健全。心理分析中，健全的个人展现了本我、自我与超我间的平衡，此时自我调节本我以符合外在世界的要求。Mead 理论中，健全的自我，其主体"我"与客体"我"是和谐的，平衡了行动的需求与社会世界的需求。

一旦治疗对象陷入无法经由日常生活方式解决的失衡状态，且妨碍了正常功能的发挥时，则需要依赖治疗形式来重建心理平衡。如同许多重要的心理治疗方式一样，戏剧疗法的进行都是由现实的想象与象征性层次重建个人在日常生活中的平衡的。戏剧疗法透过角色处理途径来重建平衡的人格。

二、戏剧疗法的理论基础

戏剧疗法是一种新形态的治疗方式，但与心理学基本理论有许多联系。戏剧疗法受心理学的三大流派即人本主义、精神分析、行为主义的影响，戏剧疗法的整合框架是指这三大流派的原则与戏剧疗法五大来源的整合。整合框架为戏剧疗法提供了一个核心的根基和理论基础，它是以过程、深度和行动为导向的。心理治疗是一门治疗艺术，也是一门科学。戏剧疗法师为了能了解治疗对象性格的多个层面，会使用在整合框架下组织的多种角度来观察剖析治疗对象。需要始终记住的是，帮助治疗对象的过程是一个不断探索发现的行动过程，相关的理论是理解和治疗的指引。

（一）人本主义与戏剧疗法

三大心理学派中，人本主义对戏剧疗法的基本实践影响最大，它为戏剧疗法提供了一个基本的治疗立场。人本主义心理学家既能实事求是地看待每个人，也能看到每个人的潜能。他们承认个人的历史影响，相信人们有能力积极塑造自己的生命，从而实现自我。

人本主义心理学认为，戏剧性的扮演能在人类的局限和抱负之间、"我是谁"和"我希望成为谁"之间搭建桥梁。戏剧性的扮演是一种介于幻想与现实之间的状态，是心理学和戏剧疗法的首要关系。在戏剧疗法中，治疗对象最初的焦点是在安全和滋养环境中的人际互动关系，在后期，许多戏剧性的扮演都反映了治疗对象心灵内部的探索过程，这当中治疗对象扮演自己性格的多个方面，扮演与他人打交道的角色，承担一个"更高的自我"。这些都关乎治疗对象能否得到他人的支持，给予他人支持，开启内部资源，向内寻找力量并最终依靠自己的力量改变自己。所有治疗对象的心中仍然有一盏健康的信号灯在闪光，疗法师的目标是让他们看到这盏灯。

（二）精神分析与戏剧疗法

精神分析与戏剧疗法结合，可以用来了解、利用防御技巧的概念解释戏剧疗法历程。也就是说，一个人在防止自己泄露性、爱及权力等方面不满需求的恐惧时，会压抑这些需求，并细心地在心中建造一堵墙，同时会将愤怒转移到其他方面，来防止自己泄露这些情绪。而为了不让自己感到懦弱无能，他也会认同较为强势的人物，并且模仿他们的外在行为。另外，为了避免面对心里所爱恨的对象，他会将这些情绪转移到疗法师身上。投射、认同及转移这三种防御技巧，是构建戏剧疗法概念框架极为重要的部分。

弗洛伊德的潜意识概念对戏剧疗法做出了巨大贡献。那些许多未表达的情绪，以及被性、爱与权力等内在深层渴望所左右的行为概念，深刻地影响着外在表现。这个概念在戏剧疗法中的应用，可以很清楚地将这些情绪和行为呈现在将语言及行为变成可观察的象征化或表征化的过程中。

潜意识的概念是美学经验的核心。无论对专业艺术家还是对艺术治疗过程中的治疗对象来说，这种艺术的创造都是一种情绪状态的表达形式。其透过动作、声音或视觉想象的表现，具体展现了潜意识的表征，也就是说透过美学的形式，我们可以检视艺术家和治疗对象的内在活动。而就治疗方面而言，治疗对象的创造活动可以作为离开压抑的黑暗世界、走向光明生活的方法之一。

弗洛伊德的人格理论——本我、自我、超我理论，提供了一种平衡的概念，这种概念对认识戏剧疗法很重要。健康取决于平衡的心理系统及调和本我的本能需求、超我道德需要与外在世界现实需求的自我。将这个理论应用到舞台上的演员或日常生活中需要平衡多种角色的人身上便可以发现，其是诊断及治疗心理不平衡状态的利器。

（三）行为主义与心理治疗

虽然行为主义者将具体化行为与主观经验的相关性降至最低，与创作艺术治疗象征化经验的立场不太一致，但是仍有许多研究与戏剧疗法直接相关。对行为研究最重要的考量是模仿及认同戏剧历程。尽管许多行为主义解释的模仿是比较机能性的，但是O.H.Mowrer（1960）提出了一个双重因素理论，主张模仿是基于认同的，基于同理心的情绪与内在历程。

尽管行为治疗在许多方面限制了表达式治疗的应用，但它的确为模仿、认同及角色扮演等过程提供了另一种解释。最重要的是，因为它注重环境对行为的影响，由此进一步发展了表达治疗对个人整体功能及表现的进一步了解。

戏剧疗法不仅关注挖掘原始伤痛和隐藏的力量，同时也关注治疗对象的内在成长具体的、行为的显现。戏剧疗法师以行为为导向，以期获得洞察力、情感的成熟和实践的改变。行为治疗关注如何打破固有的不良模式以及如何获得新的技能，这与戏剧疗法的目标相似。沟通技能、人际互动习惯性反应在戏剧疗法环节中都被积极检视。改变变得可见，变得更加实际。

（四）符号互动理论

符号互动理论认为人类会解释或界定彼此的行动，因此人类互动乃经由符号的使用、彼此行动的解释或意义的确认来调节。Mead 称此符号为"姿势"，他把动物与人类的互动都看成"姿势的交谈"。人类表征的姿势有非口语动作成分与口语动作声音成分，所谓重要的姿势或符号，乃指在互动中人类认同的自己与他人的带有相同意义的姿势或符号。

"姿势"的论点及重要"姿势"与戏剧疗法有密切关系，因为戏剧疗法的目标即检视治疗对象在戏剧性互动中所采用的动作与言语。此外，在检视治疗对象内在戏剧表现时，戏剧疗法师可再次引入 Mead 认为的"思考是心理内在姿势的对话"的观点。由于具有想象和行动的能力，个人才能用不同的观点计量与考核未来。依 Mead 的看法，心灵一如社会世界，也是符号互动的舞台。他人内省的声音成了个人内在戏剧中的人物角色的声音，此内在戏剧演出情形将指导个人未来的行动。

总的来说，戏剧疗法是一种主动积极的创造性的心理治疗形式，它激发了治疗对象的力量和潜能，接近并拥抱个人的伤痛，使新的生命立场得以实现和上演。

第三节　戏剧疗法的方法

在戏剧疗法中，疗法师必须根据每个团体的需求，以及疗法师本身的个性与优势，来选择合适的方法。疗法师使用的任何方法都应当适合治疗对象，同时也要能让自身感到舒适自如。因为疗法师和治疗对象都是独一无二的，所以疗法师需根据治疗情况使用不同的方法。评估治疗需求以及如何根据需求来应用这些方法，是非常复杂的过程。

一、治疗单元和疗程初期的方法

主要目标包括：情感表达、团体互动、肢体活动、信任、观察与专注。一般而言，戏剧工作室注重发展观察力与专注力、感官意识与运动技巧。在初期，团体互动是团体治疗的核心，让治疗对象获得团体身份及建立治疗对象之间的关系，促进情感表达，让团体充满活力与动力，从而营造轻松氛围。建立信任是贯穿整个疗程的重要目标，因而任何初期阶段运用方法的关键都在于建立信任。

（一）训练情感表达的方法

1. 重复台词。它能缓解治疗对象对于表演的焦虑情绪，激发治疗对象的戏剧表演潜能，为其强烈情绪提供一个发泄出口并强调关系互动。疗法师在运用重复台词技术之前，最好能增加一些与冲突相关的肢体热身活动。重复台词会引发治疗对象说出其他台词的欲望，而不会仅局限于两句台词。疗法师可加入肢体动作来发展并增强与治疗对象之间的戏剧互动。

重复台词练习后展开的讨论通常会围绕台词所引发的情绪进行回应与联想。若疗法师想让治疗对象更自发地进行即兴表演，可要求其在重复台词的同时根据情绪变化引入其他台词，直到冲突与关系逐渐清晰再停止互动。即兴创作不但令人兴奋，而且能引发自我启示。

团体重复台词，所有成员在房间内走动，当彼此相遇时，需重复指定的一句或两句台词。与重复台词的指示相同，成员需要根据不同的音调或强度重复台词。疗法师可利用成员治疗开始时有真实感受的台词作为用于重复的台词，如"我做不到"，重复这些台词几遍后，半数成员可用对应的台词"你做得到"做出回应，然后进行角色互换。

2. 团体情绪。让治疗对象在安全的界限内表达真实感受或焦虑情绪。治疗对象提议表达的情绪通常能反映其真实感受或希望表达的情绪。不同年龄层的人会选择不同的情绪来表达，例如，青少年团体会选择反抗或敌对情绪，成年人会选择慵懒、无聊、沮丧等消极情绪，有发育缺陷的人会选择快乐或忧伤等基本情绪。在团体里，组织猜测者和表演者来加强互动。团体情绪让治疗对象有机会看到表演中的自己，并观察处于这些情绪状态中的自己和他人，从而达到一种形而上学的认知。团体情绪适用于任何年龄或团体。团体中的成员能够以轻松互动的方式表达情绪，这让他们有机会在治疗单元和疗程初期就看到戏剧疗法过程的好处。

3. 情绪问候。成员背对背站立，带领者喊出一种情绪或态度，此时每人转身并以该种情感或态度跟伙伴打招呼。疗法师可以让其喊出成员正在经历的情绪。情绪问候在疗程初期让治疗对象有机会以互动和玩耍的方式来表达和演绎感受，这个方法可以帮助治疗对象活跃地、快节奏地转变情绪。为了延长非语言的互动时间，疗法师可要求成员保持一定的距离背对背站立，当带领者喊出情绪时，他们转过身并走向对方。一般来说，情绪问候的下一个练习是团体情绪。

4. 模仿练习。通过模仿练习中的积极想象，戏剧角色扮演或模仿其他人的肢体动作，能帮助成员同理他人。第一阶段成员两人一组面对面站立，其中一人扮演带领者，另一个人扮演镜像。疗法师需要提醒带领者缓慢且平稳地开始动作以实现同步，同时保持眼神交流。一段时间后，若双方都能集中精神，则镜像几乎能预测或凭直觉感知带领者的下一个动作。到了第二阶段，双方互换角色。第三阶段，双方放弃角色，这时一人观察并立即模仿对方所有细微的动作，以至于从表面根本分辨不出谁是带领者谁是跟随者。只有当治疗对象在前两个阶段都能实现同步时，才可以进行第三阶段。

模仿练习要求成员具备敏锐的专注力与感知力，并能捕捉对方的任何细微表情，当成员之间常见的界限逐渐消失时，一种富有力量的亲密分享与交流感随之产生。

模仿练习不适用于自我与他人界限感知薄弱的治疗对象，但对待自我与他人界限很严格的治疗对象相当有用。许多疗法师将模仿练习也应用于孤独症儿童的治疗。疗法师进入他们的世界，模仿其重复且具有仪式感的动作。长期耐心的模仿会加深疗法师对孤独症儿童的理解，并开始微妙地改变或延伸他们的动作或声音。对孤独症儿童来说，这可能是他第一次与别人发生联结或互惠关系。

所以，伙伴模仿是一个进入他人世界，产生联结、肢体表达或超越情绪状态的过程。

模仿练习变式包括以下几点：

（1）声音模仿：治疗对象不仅可以模仿动作，还可以模仿声音。团体成员分成两人一组，坐在地板上，其中一人发出声音，另一人开始模仿，声音可以是任何声调。声音模仿不仅能帮助成员做好声音热身，还能让成员在生理上与情感上充满活力。

（2）声音与肢体动作模仿：同时在练习中加入声音和肢体动作，是在模仿练习中运用最多的技术。通常可以先模仿肢体动作，再模仿声音，逐步发展。这个变式旨在鼓励成员发展、放大或延伸肢体动作和声音，能让成员通过模仿肢体动作和声音表达强烈的情感。

（3）面部模仿：两位治疗对象只模仿对方的面部表情，无须模仿完整的肢体动作。这个变式通常比完整的肢体动作模仿更亲密，要求治疗对象集中精神。

（4）动作配音：两人一组，一人做动作，一人发出与其动作相配的声音。动作配音是一个比较复杂的变式，建议只应用于进行过声音与肢体动作模仿练习的治疗对象。

（5）情绪模仿：当疗法师在伙伴模仿练习中喊出一些情绪词语时，治疗对象保持专注，并通过肢体动作、声音或表情来反映并表达这些特定的情绪。这个变式对于表达情绪时需要鼓励的治疗对象很有帮助。

5．情绪感染。一位成员进入表演区，开始通过非语言方式表达一种情绪。当其他成员感受到其表达的是何种情绪时，方可进入表演区。成员可以通过手势、动作、声音以及面部表情等表达情绪。这种方法适用于加入场景之前，团体模仿之后。

6．情绪默剧。一人进入表演区，并通过动作、手势或面部表情无声地表达自己选择的某种情绪，其他成员进行猜测。

7．情绪雕像。所有成员在房间内走动，当带领者喊出"定格"时，所有成员保持静止不动。当成员熟悉了移动与定格的过程后，带领者会在定格之前喊出一种情绪，成员以表达这种情绪的姿势再次定格，直到带领者指示他们走动。带领者释放（轻拍）一些成员后，这些成员在"雕像画廊"里闲逛并观察形态各异的"雕像作品"。

8．情绪空间。疗法师可以把特定的情绪分散到房间的不同角落或空间，治疗对象所选择的情绪状态可能代表其所呈现的某种真实的或潜在的情绪。治疗对象在不同的角落随意走动，或停留在自己选择的某个角落里，并清楚自己需经历或表达的相应的情绪。治疗对象知道自己处于安全的界限内时，能够更轻松地表达情绪。

9．情绪乐队。成员面对带领者排成两行，由带领者扮演乐队指挥。每人选择一种特定的声音表达情绪，乐队指挥指示一个人或几个人开始演奏。结尾音的选择非常重要，如同完结一场戏一样，情绪乐队演奏结束时应当停在富有力量的结尾音上。

10. 声音游戏。声音游戏的一种练习形式是让团体成员面对面站成两排，疗法师先给其中的一排成员一种声音并让其发出这种声音，另一排成员重复同样的声音。要领是成员要逐渐提高音量。声音的自由释放能让保守或孤僻的治疗对象为情景演出做好准备。

（二）训练团体互动的方法

1. 分类分组。带领者喊出一个带有共同特性的群组名称，让成员分享个人信息，找到属于自己的群组。这一方法能帮助成员参与一种高度的团体互动，即使孤僻的治疗对象也能参与其中。分类分组可以帮助治疗对象获得团体认同感，适用于9～14人的大团体。分类分组在"快速握手"之前、"躲闪"之后运用最为有效。

2. 快速握手。成员在房间里走动并互相握手，带领者要求他们加快握手的速度，同时用两只手跟不同的人握手，通常一只手还没握完，而另一只手就开始和另一个人握手。进行快速握手不需要借助很多指令，疗法师只需要带领团体并与成员进行互动即可。成员跟着带领者的指示加快握手速度，直到团体最后只剩下一个群组，这时带领者喊"定格"，所有人静止不动。这一方法适用于大团体。

3. 神秘派对。将装满饮料的杯子放在桌子上，邀请成员挑选一杯饮料参加派对。只有当成员喝光饮料时，才会看到杯子底部有关派对上如何表现的指示。每人表演指定的角色，同时尽可能地认识他人。杯底的指示包括引起争论、诱惑别人、让每个人感到舒服等。派对结束，每个人尝试猜测其他人扮演的角色，这一方法适用于10～16人的团体。治疗单元初期，在第一阶段（戏剧性游戏）的尾声运用这个方法效果最佳。

（三）训练肢体活动的方法

1. 躲闪练习。"走起来""走快一点"……带领者发出指令。这个简单的练习能迅速调动成员，让治疗对象积极参与其中。

2．背靠背练习。第一阶段，两位成员微微弯曲膝盖，背靠背站立，其中一人尝试用背部推动另一个人，另一个人则尽量保持原地站立不动。第二阶段，互换角色。第三阶段，两人推动对方的同时保持不动。一些极度依赖他人或无助的成员根本无法保持原地不动的姿势，他们常常会被推动。这个练习可以作为重复台词练习的序曲。

3．不离座练习。两人一组，让坐着的成员保持安全与信任的感觉，当站着的成员试图把对方从椅子上拉起来时，会感受到抗拒。一段时间的练习后，两人互换角色。

4．身体接触。两人一组，成员保持身体某个部位始终接触，如同连体婴儿般在房间里走动。

5．四角短跑。适合在较大的房间里进行，带领者站在房间中央，房间的四个角落象征着安全地带，成员跑向选定的角落，并尽可能互换角落，但不能被带领者抓住。

6．突破或进入圈子。成员手牵手围成圈不让中间的人突破圈子，中间的人可使用肢体动作，也可以用非肢体动作，如口头恳求。成员可以随意走动或改变圈子的形状，如扩大或缩小，只要能将"囚徒"关在圈子里即可。除了突破圈子，也可以设计进入圈子的游戏。这一技术也可以发展成多人突破或进入圈子。这一方法不太适合身体控制力较差的治疗对象，尤其是儿童、青少年，因为他们可能很容易受伤。

肢体活体方法还有夹气球、拔河游戏等。

（四）建立信任的方法

1．圆圈跌倒扶练习。成员围成圈，一人站在中间向任意方向倒下，成员要抓住他的身体。中间成员的信任度决定了其他成员是缩小还是放大圆圈。圆圈跌倒扶是一种温和且暖心的练习，同时能发展成员之间的信任感，为成员提供安全感、界限感与团结感。

2．人群高举练习。成员围绕着一位躺在地上的成员，把手轻轻地放在他的身体下面，并慢慢抬起他。已具备一定信任度的团体会觉得这一练习十分暖心。当成员在一个治疗单元初期或尾声需处理痛苦情绪时，可进行这个练习。

3. 蒙眼走动。蒙眼走动有几种常见的形式：①引导盲行；②摸头辨识；③跟随我的声音，这一形式要求成员具备较高的专注度与听觉敏感度；④跟随我的气味，有时会出现一些有趣的场景，比如，蒙眼者经常会像狗一样爬行，积极且活跃地四处嗅闻。

4. 触和嗅练习。为了帮助成员唤醒感官与发展信任感，要求成员通过形状或气味来辨识物体。最好选择触感差别较大的物品和形状比较有趣的或能刺激嗅觉的物品来进行这个练习。

5. 布娃娃游戏。两个人一组，一人躺在地板上并放松身体，另一人则坐在他的身旁，轻轻抬起他身体的某个部位，可从头开始，之后是手臂、脚或腿，然后放下。躺在地上的人就像布娃娃一样毫无知觉，闭上眼睛感受，并放下所有控制力。这一方法通常会让人安静下来并感觉暖心，同时也会让团体活动变得更有趣。

（五）训练观察与专注的方法

1. 抛球练习。这一练习能帮助成员高度投入并专注于练习，同时与其他成员进行互动并做出回应。这一练习有趣且毫无威胁性，能缓解疗程初期的焦虑情绪。

成员围成圈，带领者以默剧的形式捡起地上的球，抛给其中一位成员的同时喊出他的名字。即使是容易分心或注意力不集中的治疗对象，也都能够高度专注地投入练习。

2. 猜地方练习。团体分成两组，成员想象自己身处特定的地方或环境，一组成员通过非语言的方式进行表演，另一组成员尝试猜出他们在哪里。

疗法师在引导成员进行这个练习时，要从简单到复杂，从固定模式到自由发挥。

3. 静默用餐。要求表演者专注地表演吃东西，而观看者与猜测者则仔细观察或猜测。要求猜测者保持安静，直到疗法师指示表演停止。

4. 猜猜谁是罪犯。团体分成两组并面对面坐下。一组扮演观察者（警探），负责观察另一组成员。警探组得知另一组中有一人是罪犯，通过一个单向镜短暂观察另一组成员的面部表情。另一组成员被观察的时候，需要集中精力，想象自己是处于某个特定环境中的某一特定角色（由疗法师告知）。

警探所猜测的罪犯缓缓站起，其他成员不由得开始紧张并互相怀疑，疗法师可延长时间直到真相大白。之后再互换角色。

5．猜主题。两个成员被秘密告知主题并进行与之相关的谈话，但不提及主题，其他成员则仔细聆听谈话，但他们的谈话通常含混不清，让聆听者不能轻易猜出主题。当听众觉得自己猜出主题时，便可以加入谈话。若之前的成员觉得新加入者的话语不符合主题，可让其回到听众席。这一方法适用于语言表达能力较强的团体。

二、治疗单元和疗程中期的方法

治疗单元和疗程中期的主要目标包括表达与沟通、性格与角色发展、团体合作及自我启示。

（一）训练表达与沟通的方法

1．魔术电话。将一部道具电话放在房间中央，让成员拨打电话，建议按以下三个步骤进行。

第一步：要求成员回忆一通引发其某种特定情绪或情感的电话。每个人轮流拨出电话号码，但不说话。观众仔细观察并猜测每一通电话所表达的情绪。

第二步：从非语言方式到语言交流的过程中，前面治疗阶段所引发的情况得到发展。成员拨出电话时需要投射适当的情绪，然后开始说话。从治疗角度来说，独白内容可以反映治疗对象的内心想法。

第三步：戏剧场景由独白发展到对话。另一个成员拿着第二部电话扮演电话另一端的人。两位演员背对背，如同在进行真实的电话对话，对话期间两人没有眼神交流。

团体之间的人际关系互动终于慢慢出现。当团体成员审视彼此之间的感情与关系并分享各自的观点时，他们之间产生了一种更深层的联系与联结。

魔术电话中的独白与对话通常都充满戏剧性与情绪上的潜能。电话作为道具近乎真实，处于真实与想象之间那条细微的界限——戏剧与治疗产生的力量之外。

2．手势游戏。一人坐在椅子上，同时将双手放在椅背后，在即兴场景中扮演说话者。另一人蹲在椅子后面（从说话者的手臂和肋骨之间）伸出双手，假装它们属于说话者，另外安排一位成员采访说话者，椅子后面的成员根据说话者的回应做出相应的手势。

这一方法能够促进演员之间产生同理联系以及增强成员之间的非语言认知。

3．胡言乱语。在这一方法中，治疗对象用声音代替可辨识的语句。本质上来说，他们需要即兴创造一种语言。肢体动作、手势、表情及语调都有助于传达信息，可以帮助治疗对象表达情绪。这一方法适用于具备自发性与自信心、不担心自己表现得愚蠢的团体，建议按如下步骤进行。

第一步：两人一组，治疗对象同时不停讲话，无论对方说什么都不听。

第二步：治疗对象在规定时间内重复前一步骤，同时尽可能大声说话如同在争吵或在尖叫。

第三步：重复前一步骤，但治疗对象用自创的语言代替母语，表现得好像外国人在争吵。

第四步：每组创造一个包含争吵或表现生气情绪的情境，并通过胡言乱语的方式来表演，其他成员观看并猜测发生了什么。疗法师可以通过这一步骤将训练的重心放在情绪表达上。

4．召唤情绪。一种做法是在一个即兴场景中，两位演员必须立即演绎观众所喊出的情绪并将其融入其中。另一种做法是由一位观众扮演导演，负责喊出情绪词语。治疗对象要演绎平时不常表达的情绪，其情绪回应能力因此得到拓展。这一方法是基于改变情绪、改变内在反应的强度、跳跃情绪发展而成的。

5．配音与静默场景。治疗对象只做肢体动作，在进行肢体互动时用嘴形无声对话，即静默情景。以默剧的方式进行表演，尽可能以非语言的方式传达正在发生的事情。表演结束，观众试图辨识场景的主题。这一方法适用于儿童与青少年。

6．传达信息。一个人根据要求传达一条重要信息给另一个人。接收者则必须时刻准备对戏剧化或充满个人挑战的信息做出真实反应。传达信息只对在第二阶段中感到轻松自在，并且能清晰分辨虚构与真实的治疗对象适用。

7．对嘴唱录影。治疗对象根据要求带来一卷对自己意义重大、能表达自己强烈认同感的歌曲录音带。团体一起听完风格迥异的歌曲后，每人都有机会用嘴型默唱自己的歌曲。需要强调的是，每位成员需带着情绪与激情唱出歌曲，并表达自己的真实情感。这一方法建议运用于青少年团体。

（二）促进性格与角色发展的方法

1. 家庭角色扮演。团体四个人一组组成家庭，他们决定彼此之间的关系以及选择扮演的家庭角色。疗法师可以扮演指责道具者、逃避者、争取注意者以及调停者等角色。之后各组成员轮流进行计划内的即兴表演。

家庭角色扮演的原意是演出虚构的家庭，但家庭的动态关系能很轻易地引发成员反思并对照自己真实的家庭。这种方法倾向于在想象与真实场景之间建立联系。

2. 家庭治疗。通常是针对一两个家庭的场景。疗法师在场景开始前通过短暂面谈大致了解每位家庭成员的问题和观点，并根据每个角色共同设计家庭关系与状况。一般而言，家庭治疗不需要做很多准备。演出的虚构的家庭，会很轻易地引起成员对自己的真实家庭与生活角色的反思。其中所涉及的问题都被逐一揭露与检验，它比家庭角色更容易引发个人情绪。对青少年来说，甚至能使其对父母产生同理。最具疗效的重要角色是家庭疗法师。扮演这个角色的成员不仅要保持客观，对每个角色怀有同理心，还要找到合适的介入方法。家庭治疗可通过角色互换得到进一步的发展。

3. 疗法师与治疗对象扮演。一位成员扮演治疗对象，另一位成员扮演疗法师，也可以互换角色。这一方法具有重要意义和治疗作用。

4. 餐厅场景表演。团体分成三人或四人一组，由一人扮演服务员，其余人扮演顾客，并根据要求表演发生在餐厅的场景。演出前，小组要决定在场景中呈现的冲突。

5. 隐藏冲突。每个演员演绎一个由自己决定（或被制定）的内在冲突的场景。这种方法不仅能让治疗对象卸下心理包袱，而且还能深入探索他们隐藏、伪装或撒谎的行为，以及这些行为背后的动机。

6. 借助于剧本场景。虽然戏剧疗法以即兴创作为主，但疗法师也会借助于剧本。剧本场景不仅能促进情绪宣泄与角色延伸，还能让治疗对象获得富有创造力的成就感。

（三）建立团队合作的方法

1. 加入场景。一人进入舞台区域并开始表演，当另一人认为自己知道第一个人在做什么时，他就以合适的角色（或扮演的任何角色）加入场景，其他人通过相同的方式逐一加入。加入场景后，治疗对象可用语言进行表演。每个人的行为会立即得到接受、支持与发展。每个人都需要互相回应、适应其他人的加入，并当场改变自己对现有场景先入为主的看法。

2. 法庭审判。这一方法是培养团体戏剧感与加强合作的有效方法，其清晰的结构有助于成员积极投入其中。每个人扮演明确的角色并清楚表演的顺序，所有成员都参与其中。尤为重要的是，法庭审判所固有的悬疑性与戏剧性会带来高度发展与悬而未决的表演，并持续思索整个治疗单元，其中法官是核心角色。这种方法非常适合治疗喜欢隐藏自己且被动的治疗对象，同时对治疗不安与难以自控的治疗对象也很有效。辩护律师和检察官是难度最大且极具挑战性的角色，最好由语言表达能力较强的成员扮演。被告是另一个核心角色。这一方法无论从精神角度、情感角度，还是从戏剧角度，都非常吸引人。

3. 创造理想治疗社区。成员一起创造出理想的生活场景并在其中进行戏剧表演。这一方法最显著的治疗作用是增强成员的能量感。这个戏剧表演的创造力与戏剧性让对环境与生活缺乏控制感的治疗对象体会到掌控的感觉，能促进团体的合作。

4. 创作一出戏剧。疗法师引导团体成员说出他们感兴趣和关心的议题，并帮助他们以创作戏剧的方式组织这些素材。有时成员的表演内容可能会围绕一个特定的主题，此时疗法师提出深入且引发深思的问题，指导成员讨论戏剧内容。这样做的目的是帮助成员加强对重要问题的深层反思与理解，增强其同理心，提高成员将外部事件与内在经验相关联的能力，为成员提供创造、驾驭与互相合作的经验。这一方法不需要带领者预先做准备，也不需要进行任何热身或后续的活动。它本身就是一个完整的活动，可贯穿整个治疗单元。

（四）自我启示的方法

1. 雕塑与自我雕塑。一位治疗对象通过要求其他成员站在特定的位置来设定一个戏剧场景，典型的做法是让其他成员代表某个原生家庭的成员。

由此衍生出来的另一种方法是自我雕塑。戏剧疗法师可以根据主题引发的情绪，利用不同的方式介入场景，并指导主角，退出场景并润饰雕塑，进而使其象征演员希望实现的内在变化或心理整合；仔细观察每个部分（观察内在自我的优点，见证并指导内在自我的部分），从而达到接受自我的目的；帮助主角检视两者之间的互动。

2. 制作自我面具。将空白面具发给成员，成员在面具上画出自己的模样，可抽象地反映自我形象而不必描画外在特征。面具的运用可促进自我启示。将成员完成的面具成排展出，由一位成员选出一个最吸引他的面具并对其进行描述，之后提出问题或做出评价。面具制作者以第一人称对其问题作答。由此产生的距离感能够让面具制作者揭露在面具的伪装下更多的与自己有关的信息，同时赋予面具一个独立的角色。

3. 生命中的一个人。成员以真实生活中的关系设定进入表演区。这种方法通常会让演员互换角色，成员可以决定情感投入与自我启示的程度。

4. 扮演不同年龄的你。治疗对象扮演过去或未来不同年龄的自己，重聚或预测不同年龄的自己。成员所投射的未来的自己，特别是在关乎其改变的动机和欲望时非常有启示意义。这一方法可以让成员回忆过去发生的事情，再现其生命中某个特定年龄所体验的情绪和感受。

5. 辨识冲突。主角站在房间中央，并表现一场他正在挣扎的冲突。所有成员辨识出冲突后，可选择加入自己希望游说的一组，最终形成两组。主角慢慢移动及至最后走向自己决定加入的一组。

6. 自我启示表演。表演内容都源自戏剧疗法过程中治疗对象的自身经历。美学元素在其中很重要，而最后的表演将会在一个完备的剧场空间里呈现。自我启示表演的戏剧风格与形式千差万别，治疗对象所选择的形式能反映出他的个性与表演技能，也能反映出正在处理的问题。疗法师帮助成员做好准备很重要，当天的热身活动也很重要。表演结束后，疗法师最好让团体通过简单的仪式一起庆祝并分享共同经历的紧张情绪与亲密感。

三、治疗单元和治疗尾声的方法

这一阶段的主要目标包括给予与收获、集体创意、团体觉知以及回顾与庆祝。

（一）训练给予与收获的方法

1. 握手游戏。团体成员围成圈坐在地上，手牵手并闭上眼睛。带领者开始时轻轻地快速地紧握身旁成员的手，这个成员立即快速紧握下一个成员的手，以此类推。几次后加快速度，团体成员之间紧握双手传递团体的生命力。这一方法可以用于治疗单元的尾声。

2. 转化物件。一位成员以表演默剧的方式创造一个物件，将它传递给圆圈中的另一位成员，然后他将其转变成另一个物件，接着传递给下一位成员，以此类推。这一方法能激发成员的想象力，并让治疗对象体验创作的过程。转化物件可以有很多的变式，如转化真实物件、传递实物、传递面部表情以及传递静默礼物。

（二）训练集体创意的方法

1. 魔术盒。疗法师将魔术盒放在成员的圆圈中央、天花板或房间里指定的位置，成员将与治疗单元相关的情绪、经历、感知、预见、恐惧或希望放进魔术盒，直到进入下一治疗单元时疗法师再打开它。

2. 戏剧性仪式。这不仅仅是一种方法，更是一个过程。治疗对象在疗程完结时必须面临离别与结束，戏剧性仪式可以帮助成员以隐喻的方式具象地接纳与表达复杂感情。戏剧性仪式可由团体即兴创作，也可以由疗法师预先设计。

3. 构思故事与讲故事。一人开始讲故事，并可随时停止，然后由圆圈中的另一个人续接故事，最后一个人完结故事。这种方法适用于治疗单元尾声。

（三）训练团体觉知的方法

1. 诗意联想。诗意联想适用于 8～12 人的团体，治疗对象必须凭直觉进行抽象思考。一位成员想象团体中的某位成员是水果、动物、颜色、季节……

2. 猜真假句子。在一个团体中，每个人说出两句话，其中有一句是假的。聆听者试图猜出哪个句子是真实的。

3. 别人代答练习。一位成员坐在中间负责提问，被提问者不作回答，而由他右边的成员以被提问者的口吻回答问题。做这个练习最重要的一点是提问者与被提问者要保持眼神交流而不能只关注答案本身。这一方法能够探索团体觉知，检验成员互相了解的程度，促进自我启示与对质，消除对抗情绪并加深自我认知和同理心。这一方法适用于家庭治疗或彼此熟悉并能接受自我启示的团体。

（四）回顾与庆祝的方法

1. 重聚。两位成员即兴表演在未来的某个精确的时间及地点遇见对方的场景，对虚构的偶然相遇自发地做出回应，彼此交流各自现在过得如何以及在做什么，并回忆曾经在一起接受的戏剧疗法。这一方法通常用于疗程的尾声，可以使成员回顾各种演出、场景，并提高成员从整体上看待治疗的经历对自己人生的影响并赋予其意义的能力。

2. 祝酒。这是一个简单的治疗过程，治疗对象在这一过程中庆祝自己的收获与成功。成员以祝酒的方式分享互评，增强团体认同感。祝酒让成员以具有结构性、仪式感以及精神认知的方式表达自己的感受，庆祝疗程结束的自豪感与感恩之情。

3. 填写证书。疗法师在疗程结束时给每位成员颁发证书，每张证书印上成员的名字，每位成员填写自己的证书，写出自己在治疗中取得的显著的成功与进步。证书让成员有机会回顾和认清自己的成长与进步，尤其是看到自己拥有的生活技能。

4. 拍团体合照。疗程的尾声在于帮助成员带着经历与改变继续生活，拍合照会是一种很好的方式，成员在未来经历困难时能从合照中获取一些力量。

第四节　戏剧疗法的应用

一、戏剧疗法在学习中的运用

戏剧疗法从诞生之日起，就在治疗学习障碍过程中发挥着重要作用。但这并不意味着戏剧疗法能够治愈学习障碍，它只能辅助治疗对象在日常生活中达到一种最佳状态。学习障碍覆盖的范围很广，阅读障碍、学习问题、学习效率低下、脑损伤、语言障碍、孤独症、多动症、注意力不集中、阿斯伯格综合征（一种孤独症的表现形式）等都属于学习障碍。戏剧疗法对有这些学习障碍的治疗对象来说是非常适用的，因为戏剧疗法在很大程度上是一种"非语言"疗法。

学习障碍分为"轻度""中度""重度"三种。治疗组中的一些治疗对象可能患有多种学习障碍症，这决定了他们的治疗方向。疗法师应根据治疗对象的需求规划相关活动。

（一）轻度学习障碍

许多轻度学习障碍治疗对象想通过治疗来提高他们的实践及社交技能，以充实生活经历，提高生活品质。而戏剧疗法师的主要任务就是为治疗对象的生活重新注入欢乐和活力。

在戏剧疗法游戏中，治疗对象可以尽情放松自己。在小组配合游戏中，治疗结果通常令人惊喜，这些游戏可以帮助治疗对象提高独立能力及社交能力。

接受戏剧疗法治疗的轻度学习障碍治疗对象的需求包括：①明确的界线。一些治疗对象不明白保持自己与他人距离的必要性，这导致他们对别人的一些不礼貌或是不合群的行为不会加以区分及拒绝。②社交技巧训练。治疗对象可能需要学习如何在社会和工作环境中表现得恰当得体。③一个在支持性环境中表现的机会。如卡塔纳克所述，学习障碍治疗对象通常面临外部压力，不得不去遵循严格的社会行为模式。④活动。学习障碍治疗对象可能四肢协调能力较差，这会使一些活动对于他们来说更加复杂，但是通过练习，治疗对象可以更好地控制自己的肢体。⑤探索周围环境状况。治疗对象需要一个犯错误并发现错误的机会，他们在真实社会环境中可能会碰到类似的状况。⑥表达自己。治疗对象需要学习如何进行言语表达。⑦相关角色训练。目的是使治疗对象为进入真实社会及工作环境做好充分准备。⑧自信和自尊。

轻度学习障碍治疗对象所面临的压力可能非常大，且令他们感到困惑。

由于患有学习障碍症，这些人的能力可能不足，难以处理工作中微妙的人际关系。因此，误解在所难免。甚至在一些庇护场所，他们也会引起别人的误解。在庇护场所，他们被给予自主选择的权利，但他们或许需要一些指导来确定如何选择。"我们该如何表达自身诉求，使我们的需求得到满足?"这是某些学习障碍治疗对象提出的问题。其他治疗对象可能也有相同的感受，但没有能力将这种感受表达出来。

（二）中度学习障碍

中度学习障碍治疗对象可能与轻度学习障碍治疗对象有类似的治疗需求，但是需求的程度却不尽相同。例如，对中度学习障碍治疗对象来说，他们可能要花更长的时间去把握个人选择带来的影响，以及明白如何表达个人诉求。他们需要做出的选择可能很简单，例如，选择服装或点菜，但是这些选择仍能帮助他们学习怎样表达喜恶。我们可以通过设置一些游戏，使学习过程变得有趣，例如，描述天气状况，并根据天气来选择合适的衣物，在雨天选择雨衣，晴天选择遮阳帽；创作一些需要治疗对象做出选择的故事，故事中的人物需要在独自乘火车出游和与朋友乘汽车出游之间做出选择。若治疗对象可以做出选择，则这个过程会变得有趣；设置一些包括不同表达方式的角色扮演游戏。

如上所述，戏剧疗法并不总是以语言形式进行的。因此，那些在语言表达上有困难的人可以借助图画或沙盘等工具表达自己的喜好。

（三）重度或多重学习障碍

重度学习障碍治疗对象在其一生中，几乎都会遇到许多困难。他们并不是在与新的问题或限制做斗争，对于他们来说，一些困难的身体活动或障碍理解并不陌生。对重度学习障碍治疗对象来说，尽管他们有着沟通障碍且他们的身体不能摆脱对外部的依赖，但他们仍需对周围环境有所了解。戏剧疗法师需要谨记并留心，尽管这些人自身存在一些局限，比如，可能身患残疾，但他们仍是有感情、有性格的人。正因如此，他们应当被尊重，也应当拥有自主决定的权力。戏剧疗法能够帮助这类治疗对象增强自主性，强化技能，提高沟通能力。

尽管对于重度或多重学习障碍治疗对象来说，一对一的治疗很有必要，但是在两三人的治疗小组中接受治疗也是很重要的。这是因为，对于重度学习障碍治疗对象来说，和他人相处也是一种很好的激励方式，这可以帮助他们减少孤立感。人们时不时地会被孤立感包围，因此需要持久的关爱。戏剧疗法依靠疗法师和治疗对象内在的创造力，根源于环境的变化，不管这种变化有多小。

重度或多重学习障碍治疗对象的需求包括以下几点：

1. 放松。周围环境会给治疗对象带来压力。我们可以选择一些合适的锻炼方式以达到放松的目的，比如，拉伸和放松上臂及腿部肌肉；也可以聆听轻音乐，观看鸟类进食或观看鱼类在鱼缸中游动。

2. 感官刺激。戏剧疗法为重度学习障碍治疗对象提供了聆听不同声音的机会，例如，海浪声、音乐及鸟鸣。戏剧疗法还为这些治疗对象提供了感受不同材质的机会。对于那些自身能力不足、无法感知不同材质的人，还可以让他们辨别不同的气味，以达到刺激感官的目的。

3. 体验被触摸的感受。但这种触摸并不是指临床护理，例如，可让治疗对象体验轻柔地按摩，或轻抚治疗对象的手部、脚部、头部及颈部。

4. 探明界线。让治疗对象了解他们与房间边缘的距离，了解与他们同在一个房间的人，了解他们能向窗外望多远。

5. 创作性体验。例如，绘画，若可能，可让治疗对象创作拼贴画。若治疗对象能表明他们想将材料拼贴在何处，或希望别人将材料拼贴在何处，疗效会更加明显。

6. 探索沟通方式。治疗对象可以做手势，模仿他人的动作，例如，拍手或哼曲子。

7. 做一些舒缓的运动。例如，活动手臂、轻轻踩脚或点头。

除了以上提到的方法，讲故事和创作故事同样可用来鼓励重度学习障碍治疗对象。这些故事可以是简单即兴创作的，也可以是童话故事。卡塔纳克推荐选择那些在内容上有重复、语言上有节奏的故事，以及那些色彩强烈的图画。卡塔纳克认为，即使故事的听众不明白故事内容，讲、听故事者的声音语气和活力也会营造出一种和睦的氛围。

二、戏剧疗法在临床上的运用

戏剧疗法师在培训时初步认识了精神健康行业的概念和语言。在精神健康治疗背景下，他们也会花一些时间与治疗对象相处，这样他们就能清楚地了解一些在运用戏剧疗法时需要说明的精神健康问题。如果戏剧疗法师是已经接受过训练的精神健康专业人员，那么他们就会通过与治疗对象的接触，选择自己不熟悉的问题进行探讨。在精神病学背景下，大多数接受戏剧疗法治疗的人患有精神障碍或情感障碍症。为了治愈这些治疗对象，有时需要对戏剧疗法的一些通用方法和实践做出改进。

（一）抑郁

大多数人会在某个年龄段经历抑郁。这有可能是失去亲人或其他形式的个人损失造成的，也就是说，这与压力相关。这种抑郁维持的时间较短，且通常不需要治疗（尽管有机会在戏剧疗法情境中探索思想和情绪可能对此有帮助）。如果抑郁的情况持续了很长时间，且削弱了身体机能，那其就可以被称为疾病，此时就需要治疗。抑郁可以分为"轻度抑郁"或"重度抑郁"，这两种抑郁情况之间是有等级划分的。

轻度抑郁的症状有意志消沉、缺乏兴趣、睡眠质量差，治疗对象常常在清晨时感觉很虚弱、食欲缺乏、体重下降、精力不足，并且在连续数周之内都感到很疲惫。虽然面临一定的困难，但是轻度抑郁治疗对象通常能继续工作且能够正常活动。重度抑郁发作时症状更强烈，治疗对象会躁动不安、焦虑且极度痛苦，通常会导致其无法工作，身体机能减弱。有时治疗对象会反复考虑一些事情，而这会干扰其正常的思维和行动。对于那些愿意倾听的人，治疗对象可能会向他反复表达自己的想法或诉说自己的经历。这种经常性的重复似乎没有目的也没有解决办法，但这表现出治疗对象缺乏自尊。而朋友、亲戚和戏剧疗法师可能会难以忍受这些重复。

对大多数的抑郁治疗对象而言，戏剧疗法也许是恰当的干预方法。如果治疗小组中治疗对象的抑郁程度不尽相同，那抑郁程度较轻的人可以帮助抑郁程度较严重的人振奋情绪。应当注意的是，为了避免适得其反，戏剧疗法师应使治疗对象在力所能及的范围内行事。简单地讲，刺激性治疗会帮助治疗对象克服抑郁所带来的疲劳和无力感，但同时也要考虑到治疗对象可能会出现注意力不集中的情况。

（二）精神错乱

大多数抑郁治疗对象思维能力低下，但至少能明白一些"现实"情况，而有一部分精神病治疗对象的显著特点是有着严重的思维（和情感）障碍。这类治疗对象，其认知是脱离"现实"的，这会导致极端的定向障碍、恐惧和痛苦。

这种病症通常被视为精神错乱，健康人很难理解这种情况。

（三）精神分裂症

精神分裂症可能是人们最熟悉的精神疾病，但精神疾病不仅限于此。精神分裂症有多种表现形式，最典型的是思想与情绪的极度混乱，大多数是在青少年晚期或二十岁左右时发作。精神分裂症的发作可能会很突然，这种情况下其症状会表现得很强烈。

对于引起精神分裂症的原因存在很大争议。有观点认为是家庭或社会环境，而有些观点则认为是遗传或身体根源。无论戏剧疗法师持何种立场，都不应该将其带入治疗中。混乱的思想和困惑的身份会对社会关系造成影响，而只有当前的关系才与治疗直接相关，之前失去作用的关系对治疗不产生影响。戏剧疗法师可以采取有效而简单的方法，促进治疗对象与他人的交流，从而使治疗对象不再遭受由精神分裂引起的孤立感和分离感的困扰。

（四）康复

作为康复手段，戏剧疗法更普遍地用于精神分裂症治疗的后期。用戏剧疗法治疗精神分裂症治疗对象时，疗法师需要表明实际生活的重要性，强调个人在生活中的角色（例如，家庭和职业中的角色），重视促进互动的游戏，以此来帮助治疗对象建立合理的行为模式。对有着不同问题的一组治疗对象进行治疗可以提高他们的沟通能力，加强与他人的联系。这尤其可以帮助青少年减少孤立感，使他们对组员间的互相支持和帮助给予积极回应。

像其他接受医学治疗的治疗对象一样，治疗精神分裂症治疗对象时，应充分考虑药物的副作用及疾病本身显现的问题。疗法师需要保持刺激与治疗之间的平衡，避免不利于治疗的过度刺激。一些治疗对象在一次性专注于多个刺激方面会有困难，所以将音乐或背景音与动作放在一起使用时要仔细斟酌。考虑到治疗对象不能长时间集中注意力，每次只给治疗对象一个指令，且指令要尽量简短明确。

尽管精神分裂是导致治疗对象与现实脱节的最常见原因，但是极度抑郁、痴呆、焦虑等也有可能诱发精神病。脱离现实与精神分裂症相似，但其持续时间较短。错觉常常与身体失调或不合理的愧疚感相关。精神分裂症治疗对象会达到一种状态——认为错觉世界比真实世界更真实。戏剧疗法和其提供的治疗方法会帮助治疗对象重获平衡感和现实感。

第七章 书法疗法

第一节 书法疗法的基本介绍

一、传统文化与书法艺术

中国是世界四大文明古国之一，中华文化源远流长。被称为"中华传统文化的长城"的中国文字，更有着"立马昆仑独步青云"的高雅特质，从仓颉造字到商朝的甲骨文以及后来的钟鼎文，都记录着中华的文化精神。它承载着中华文化思想的表达和交流，经过漫长岁月的积累和发展，已经形成了一门独特的书法艺术。中国传统文化与书法艺术之间的关系是相辅相成、互相渗透、各具特色而又紧密相连的。

中国传统文化涵养了中国书法艺术。文化是随着人类的出现而产生的，是人与自然界发生关系后而留下来的人化的印记，它包括三个层面：观念文化、制度文化和物质文化。书法是在观念文化产生后作为思想文化表达和交流的工具而出现的。书法开始是作为表达交流的符号，但随着积累、创造和发展，书法逐渐演变成一门富有美感的艺术，其最典型的代表就是中国书法。中国书法是世界上独特的书法，它是图像化、节奏化了的自然，也是中国特有的文化现象。中国书法开始是以象形为基础的，后来虽然逐步抽象化，但无论发展到哪个阶段，抽象到什么程度，其精髓里仍然保留着象形文化的神韵。中国历代书法家前仆后继地钻研提升，使中国书法从"泥土"走向"书卷"，品位越来越高，最终成为世界上独特的文化艺术。

中国书法艺术展现了民族文化的美感。三国时期的政治家、书法家钟繇论书法："笔迹者，界也，流美者，人也，非凡庸所知。见万象皆类之，点如山颓，摘如雨线，纤如丝毫，轻如云雾，去者如鸣凤之游云汉，来者如游女之人花林。"这里说的是书法和绘画是相通的，具有表达绘画艺术的功能。唐人李阳冰论笔法："于天地山川得其方圆流峙之形，于日月星辰得其经纬，昭回之度。近取诸身，远取诸物，幽至于鬼神之情状，细至于喜怒舒惨，莫不毕载。"这段话说明书法与文章相通，它取象于自然的规律、人心的逻辑，贯穿于文学的美感。近代雷简夫说："余偶画卧、闻江涨瀑声，想其波涛翻翻，讯决掀摇，高下蹙逐奔去之状，无物可以寄其情，遽起作书，则心中之想尽在笔下矣。"这段话的意思是说写字可网罗声音意象，具有音乐的美感。对古代文人而言，读书治学与写诗填词是家常事，也是书法创作必不可少的文化素养，还是书法风格形成以及书法精神内涵表达最为重要的因素。研究书法最重要的是从学理层面探求书法的本质，挖掘影响书法艺术风格的根本因素；读书与诗词写作提升书法家的学养与品格，调养书法家的心性与气质，这其实就是书法艺术的风格根源所在。不仅仅是笔法、结构和章法的外显形式特征，线条粗细、字形大小、字势欹正、章法巧妙，甚至包括书写时的气韵流向、节奏变化等内隐形式特征都属书法艺术风格，其中作品中的精神气质与气韵神采是书法艺术的风格核心，而这些不是书写技能这样的"表现工具"所能实现的，更不能将艺术风格等同于技法表现。书写内容与书法艺术的关系不是简单的素材与表现之间的关系，二者之间精神内涵高度融合。

二、书法艺术表现形式

我国书法历史悠久，书法字体可分为篆书、隶书、楷书、行书、草书五种。

(一) 篆书

从出土的龟甲兽骨上刻画过的笔迹，可以窥见当时书写的特色，其被称为"甲骨文"；商周时代出现的铸在钟、鼎、货币、兵器等青铜器上的铭文，称为"金文"或"钟鼎文"，其表现出的书法字体渐趋整齐，风格圆转浑厚且字形变化丰富；春秋战国时期刻在石簋、石鼓上的文字叫作石鼓文，也叫籀文，笔画雄强而凝重，结体略呈方形，风格典丽峻奇。上述的甲骨文、金文、籀文，秦代称之为大篆。

公元前221年，秦始皇统一中国，废除六国异体字，由丞相李斯整理、简化、统一的字体，后人称之为"小篆"，其字体略长而整齐，笔画圆匀秀美。

（二）隶书

隶书相传为秦末程邈在狱中所整理创造出来的，去繁就简，字形变圆为方，笔画改曲为直，"连笔"改为"断笔"，线条转为笔画，更便于书写。这种书体流行于"徒隶"（下层办公文的小官）之中，故称为隶书。到汉代这种书体开始盛行起来，成为主要书体。隶书的出现是汉字演变史上的一个转折点，奠定了楷书的基础。隶书结体扁平、工整、精巧。到东汉时，撇、捺等点画美化为向，上挑起，轻重顿挫富有变化。隶书增加了书法造型艺术的美感，风格也趋多样化，艺术欣赏的价值大大提高。

（三）楷书

楷书又称"正书""真书"，从隶书逐渐演变而来，更趋简化，字形由扁改方，笔画中简省了汉隶的波势，横平竖直，其特点在于规矩整齐，所以称为楷体。其作为"楷模"通用的书体，一直沿用至今。楷书盛行于六朝，至唐代出现了繁荣局面，达到了高峰。这种字体至今还是初学书法的关键。

（四）行书

行书始于汉末，它不及楷书工整，也没有草书潦草。行书中带有楷书特点或接近于楷书的字体叫作"行楷"，带有草书特点或接近于草书的字体叫作"行草"。

（五）草书

草书是按一定规律将字的点画连字，结构简省，偏旁假借，并不是随心所欲地乱写，草书的特点是艺术欣赏价值大于实用价值。其一般分章草和今草两种。章草是隶书简易快写的书体，字字独立不连写；今草是楷书的快速写法，点画飞动，上下之间笔画痕迹往往牵连。

三、书法疗法的概念

书法艺术是书写内容与艺术表达形式的完美结合。书法疗法是书法艺术家所特有的才情、气质胸襟、情感等方面的精神传递，是诗文作者综合素养与人生境界的体现，因此，书写文采绝妙的诗文是书法艺术传承的重要特点。书法艺术家书写自作诗文或书写经典更有利于展现人文情怀、艺术整体素质和高雅艺术精神。基于此，书法疗法更具文学性和美学性，易于提供适宜的欣赏和学习环境，为促进接受艺术治疗的治疗对象轻松学习和体验提供有效帮助。

理解和定位好书法疗法的内涵，才能更好地理解书写汉字的意义，这样才能使书写的诗文内容与书法的艺术表现高度融合，形成并体现中华民族文化特有的艺术形式与人文精神。也只有这样，才能让书法真正传承我国优秀传统文化的文脉，在社会主义中体现"文化自信"的精神内涵，才能让书法艺术的民族特色和文化精神得到弘扬与发展。

放眼世界，书法疗法已经被推到了新的历史高度。中国书法在国际上受到追捧，其艺术价值也得到人们的认同。世界上许多文明古国，如古希腊、埃及、印度也有书法，但其书法主要还是作为思想文化交流的符号，没有像中国书法那样成为一门独特的艺术。中国书法的理论也是很丰富的，如孙过庭的《书谱》、欧阳询楷书结体三十六法、尹秉绶书法教学法等。书法绘画艺术是一种含蓄的文化表达方式，尤其是书法艺术是通过象形和意象来表达思想感情的，更加有思想的隐含性，也就有更宽广的传播渠道。另外，中国书法具有强烈的美感诱导性，而审美观念又为世界各个民族所共有，因此中国书法更易于被各个民族接受。

在文化自信背景下，中国文化的内涵迅速提升，以中国书法艺术和书法疗法为工具在世界范围内进行文化传播和交流，为弘扬中华文化和推进世界文化艺术大融合做出了应有的贡献。

第二节　书法疗法的理论基础

一、传统六艺修身养德

礼——不学礼无以立。礼，即为道理，承顺天道，又合乎人情。一个人的道德仁义，乃藏于人心而发于行为，必由礼以修之，内诚于心，外导言行。好礼，故常能反躬自省，不为环境所动。乃至家国天下，无不以礼为辅。好礼，故天下国家皆得正道，民生安定康乐矣。

乐——移风易俗，莫善于乐。自有生民，即有声乐，较语言文字为先。人心感外物而生喜怒哀乐，乐生于人心以抒情。治世之音和畅庄严，提升正气，政和人乐。音出本位，沉闷忧浊，乱人心神。故音乐生于人心，通于伦理，当制当吟德音雅乐移风易俗。

射——君子无所争，必也射乎，揖嚷而升，下而饮，其争也君子。中国古代的"射艺"不但是一种体育活动，更是一种修身养性的方法。古语云："射以观德。""射者，进退周还必中礼。""发而不中，反求诸己。"射礼本质上是一种善巧的道德自省引导方式，是华夏先祖寓德于射、寓礼于射、寓教于射的珍贵人文实践成果。

御——依于仁，游于艺；宽转弯，勿触棱。御，乃驾驶技术，古人驾驭马车，今人驾驶汽车，皆为御。驾驭之术，有仁有勇有谋，依于仁方可游于艺。心存仁爱之心，"宽转弯，勿触棱"，则烈马也臣服温顺，舟车也舒适安稳；随一颗周致仁慈的爱心，则游刃有余。故御之术亦莫过于重在修心养德。

书——外师造化，内得心源，立于品，达乎形。书学，立品是第一关头。品高者，一点一划自有清刚雅正之气；品下者，虽激昂顿挫，俨然可观，而纵横刚暴，未免流露于楮外。故，以道德、事功、文章、风节著者，代不乏人。论书者，慕其人益重其书，书人遂并不朽于千古。

数——物生有象，象生有数，乘除推阐，务究造化之源者，是为数学。在我国古代，数包括天文、历法、推步、算书、数学、占卜、堪舆、命书、五行阴阳等范畴，以诠释天地万物生化的基本规律，即现在的科学技术。"数"的应用，向内应尽心尽力，向外应合乎天地自然，以求得万物和谐共荣。

二、颐养情志道养生

书法疗法不仅具有养生的作用，而且对于精神情志、五官百骸及人文修养、品质升华具有积极的作用。这是不少学书法的人的共识。有人把这些作用总结成四句话：洗笔调墨四体松，预想字形神思凝。神气贯注全息动，赏心悦目乐无穷。

"洗笔调墨四体松"是书法养生第一阶段。在这一阶段，通过洗笔、调墨等预备动作，以达到四体放松，疏通全身气血经络的目的。

"预想字形神思凝"是书法养生的第二阶段。王羲之说，凝神静思，预想字形大小、平直、振动，令筋脉相连，意在笔先，然后作字。这就要集中思想，把意识调节到最佳状态。这样人们才能进入形象思维，就会顿觉心旷神怡，气力强健。

"神气贯注全息动"是书法养生的第三阶段。把神、气贯注于书法运动的全过程，关键要做到神领笔毫、气运于手，以此带动全身心的活动。这个阶段可以说是书法运动最实质性的阶段。

"赏心悦目乐无穷"是书法养生的第四阶段。好的作品可以使人赏心悦目，令人乐在其中。学习书法，从自己的创造中得到满足感，心境也随之得到超然与净化，心绪舒畅。

颐养情志，正心养心，养学养礼，学书悟道，可得长寿。书法能让人的心静下来，通过学习书法凝神静虑，少躁动。

（一）学书养心

学习书法可以培养我们耐心、细心的素质。耐者恒也；细者微也。老子说："天下大事，必作于细。"杜甫有诗曰："始知豪放在精微。"书法的起笔收笔可培养我们精微的好习惯。

（二）学书养目

书法要心悟手出，耳濡目染，而观察最为重要。孙过庭在《书谱》中说："察之者尚精，拟之者贵似。"书法尤其注重培养眼的观察能力。

（三）学书正心

柳公权说"心正则字正"，通过写字可以提升人格。书法是人心灵的心电图，即"写好字，做好人"。

（四）书法养学

学习书法不仅是在学写字，同时也是在学习传统文化，如经子史集等传统文化。孟子说"吾善养吾浩然之气"，此气至大至刚也。我们注重书法的气息、气韵的培养，更强调"浩然之气"的培养。这是一种向上的精神力量，一种吃苦耐劳的精神。学书须苦练敬字功夫。《弟子规》中说"墨磨偏，心不端，字不敬，心先病"，我们做学问、学写字要有虔诚之心敬重之心，唯持敬重之心才能领略其妙。

（五）书法养礼

不知礼无以立，通过一笔一画的学习，我们可以培养礼。子曰："非礼勿视，非礼勿听，非礼勿言，非礼勿动。"礼的精神在当今尤有提倡的必要，通过学习书法"克己复礼"。

（六）书法养勤

练习书法需要坚持、勤奋，因而书法会培养人的耐力。唐杜甫《柏学士茅屋》诗云："富贵必从勤苦得，男儿须读五车书。"

（七）书法养生

学书悟道，可得长寿。《心术篇》云："书者，抒也，散也，抒胸中之气，散心中郁也。故书家每得以无疾而寿。"长年累月坚持不懈地学习书法是养生强身之妙法。自古书法家多长寿，亦人所共知。书法被认为是养生之首，古代就有"寿从笔端来"的说法，道出了书法与养生之间的关系。唐朝有个和尚叫皎然，曾作诗："浊酒不饮嫌昏沉，欲玩草书开我襟。"这道出了书法有排解郁闷、忧愁，使人昂扬向上的作用。宋代诗人陆游说，一笑玩笔砚，病体为之轻。这是说练习书法，笔下生力，墨里增神，有利于防治疾病，强体健身。毛主席也曾说过，学习书法能休养脑筋，转移精力，增进健康。

古往今来，人们把写毛笔字与健康长寿联系在一起，是有一定科学道理的。因为练习书法是脑力劳动，它可以锻炼人的思维能力，同时它也是轻体力劳动，几乎需要周身活动。练习书法不仅要展纸挥毫泼墨，还要用心用神用气。每日临池握笔，开卷书写，必然端坐凝视，专心致志。写字时头正、肩松、身直、臂开、足安；执笔则指实、掌虚、掌竖、腕平、肘起。一身之力由腰部而渐次过渡到肩一肘一腕一掌，最后贯注到五指，运行于毫端。古人云"力发乎腰""务使通身之力奔赴腕下"，就是指此而言。练字看上去只是手在动，其实全身的气血都在运行，书写者绝虑凝神，心正气和，身安意闲，血脉通畅，完全进入了"练功"的境地。因此练习书法被许多人比喻为"练气功"。

中医学认为："人有五脏化五气，以生喜怒悲忧恐。"七情太过可使脏气失调，书法可调整心态，使情绪稳定。狂喜之时，习书能凝神静气，精神集中；暴怒之时，习书能抑郁肝火，心平气和；忧悲之时，习书能散胸中之郁，精神愉悦；过思之时，习书能转移情绪，抒发情感；惊恐之时，习书能神态安稳，宁神定志。可见，书法能调节情绪，促进人的身心健康。可以说书法疗法是防治心身疾病的非药物疗法。

根据中医经络学说，手挥笔管，可摩动"足三里"这个强壮穴。我们常用的五指执笔法，不仅可以把字写得刚健有力，而且通过手指活动能调和气血、活络关节、平衡阴阳、有益身体，促进生命活力。同时，写字还具有不可忽视的心理保健作用。唐太宗《笔法诀》说："夫欲书之时，当收视反听，绝虑凝神。心正气和，则契于去妙；心神不正，字则欹斜；志气不和，书必颠……""喜则气和而字舒，怒则气粗而字险，哀则气郁而字敛。"不同的心理状态会使人受到不同的影响暗示，写出的字也各不相同。

三、笔迹与心理：书为心之像

我国历代书法家、文学家、文献学家、医学家、哲学家对此都有深刻的认识。西汉扬雄说："言，心声也；书，心画也；声画者，君子小人之所以动情乎？"唐代韩愈在评论张旭的草书时说："喜怒窘穷，忧悲，愉逸怨恨，思慕，酣醉，无聊，不平，有动于心，必不草书焉发之。"清代文学家刘熙载在《艺概》中断言："书，如也。如其学，如其才，如其志。总之曰：如其人而已。"这就是著名的"书如其人"观点的由来。在我国民间，也流传着"相人不如相字""见字如面"的说法。可见，笔迹学在我国流传久远而又普遍。国外也有笔迹与心理的研究成果。笔迹评估作为一种心理学的评估手段，只能属于投射测验的范围。它既具有其他投射的优势，又在很多方面与其他的投射测验不同。

第一，笔迹评估取样非常灵活，不像传统的投射测验那样需要墨迹、图画等促使被试者做出一定的反映，它仅需要被试者的自然笔迹产品；第二，笔迹产品反映了作者长期以来形成的书写习惯，而这种书写习惯与作者的视觉、动作协调、情绪、注意思维，乃至个性和能力等心理活动相关，其中含有很大的值得我们去研究的信息量，它比传统的投射测验包含的信息量可能要大得多。

四、书法艺术与治疗

楷书，字体端正工整，结构紧密，笔法严谨，沉着稳重，适合调节焦虑、紧张、恐惧症、冠心病、高血压、心律失常治疗对象的心理。

行书，字体如行云流水，轻松自如，对抒发灵性、培养人的灵活性和应变能力很有帮助，适合忧郁症、有强烈自卑感、手足麻痹、脑血栓治疗对象练习。

草书，体态放纵，笔势连绵回旋，离合聚散，大起大落如风驰电掣，一气呵成，尤其适合精神压抑、忧郁者抒情达性，而不适用于焦躁者。

隶书，书体从容，风格变化多端，形象丰富，对于调节焦躁不安、固执偏激的情绪有帮助。

篆书，严正安稳、行笔缓慢，尤其适合焦虑、紧张和躁动者练习，有利于调节心理，适合冠心病、高血压治疗对象的辅助治疗。

五、敬畏艺术，敬天爱人

书法艺术必须苦练敬字功夫，也就是敬畏艺术，敬天爱人。

所谓"敬天"，就是按事物的本性做事。这里的"天"是指客观规律，也就是事物的本性。书法艺术用之于艺术治疗，应遵守以下基本原则：①明确艺术治疗的意义；②设立具体的目标；③胸怀强烈愿望；④以坦诚之心待人，以诚挚之心处世。这是一般事物的本性要求，按这些本性要求去做事，就是遵循天道，遵循天道则无往而不胜。

所谓"爱人"，就是按人的本性做人。这里的"爱人"就是"利他"。

"利他"是做人的基本出发点，利他者自利。书法艺术用之于艺术治疗，要从"自我本位"转向"他人本位"，以"他人"为主体，明确自己是服务于他人，辅助于他人的。

六、五行相生，五步心法

五行相生以利身心，五体书法艺臻至境。习字修身，俭以养德，怀真抱素，书法至乐。书法艺术，身体力行，五步功法，书法可成。

第一步：核心一字——敬，五行——木。

要领：端正身体，敬字功夫。

练习心法：心存敬畏艺术、敬天爱人之正念，整理书屋，备齐五宝（纸墨笔砚、字帖等），洗手执笔，五行东方木，心中默默祈请，仓颉文曲，莅临加持，读帖读文数遍，端坐身体一头正身直足安，进入书法之门。

第二步：核心一字——净，五行——火。

要领：打扫心田，呼吸匀缓。

练习心法：心无旁骛，唯精唯一。见字放光，大如牛斗。深呼吸五遍，一腔浩然气。打扫心田，呼吸匀缓。提笔临写，笔法俨然。心中字字珠玑，胸腔点点烛光。全身发热，五脏舒泰。三遍描临，一遍心临，再书一遍，以摹象为唯一标准。每次练字以一刻钟为宜。通篇巨制，连续书写，达到把控全局，通天彻地，行云流水，周流六虚。此时之境，进入书法之中堂。

第三步：核心一字——静，五行——土。

要领：静而愈定，安之若素。

练习心法：承接上步，再次练习，每天坚持四次，每次不少于一刻钟，坚持三十一天，则可掌控"察精拟似"的黄金之法，即书法学习的金科玉律，也就是《书谱》里面的"察之者尚精，拟之者贵似"十字。观察范字，要求基本笔画、间架结构、笔势走向要精准，描摹书写乃是拟势着力，目的是要临得像，求其绝相似。临写或者书写创作时，心怀感恩，经典华章，德厚心慈，必得厚土，根基厚重，朴实无华，静观字态，律动字势，动而愈出，静而徐清，清明乐土，静中有定，定而可安，安之若素。此时之境，乃入书法之朝堂。

第四步：核心一字——精，五行——金。

要领：巩固革新，精在书艺。

练习心法：金石之机，宇宙汇至。四方上下，古往今来，宇宙在手，吐故纳新。临帖书写，如有神助，帖在眼前，真神亲临，右军洗笔，白鹅点墨，东坡寒食，松雪游戏，眼见诸神，自然融通。再建自信，心则定安。念由心生，心念一体，笔势笔力，均是心力使然。笔力千钧，笔为巨阙，身为君王，心为主帅，神将前锋，书阵乃合。此时之境，已入书法之玄府玉都。

第五步：核心一字——境，五行——水。

要领：上善若水，澄明仙境。

练习心法：承接上步，金石之功，相辅相成。欲再精进，宝剑淬炼。火煅七宝尘，水击三千里。水火既济，蛟龙飞天。上善水德，九九鉴真。书法亦善：居，善地；心，善渊；与，善仁；言，善信；政，善治；事，善能；动，善时。夫唯不争，故无尤。人无常在，心无常宽，上善若水，在乎人道安定，书法汇真，在乎心如止水。明心见性，澄若仙境。书法至臻，直达天庭。

第三节　书法疗法的方法

一、书法一百三十六字诀

书法六十四字诀·甲品

一卦开天，仓颉非仙。

【道生一则两仪出】

神越字华，德真行崛。

至精芒中，臻境填膺。

内生柔术，外饰仁义。

【二生三而万物全】

人主之思，怀其兰溪。

甘雨及时，慧谷永年。

春生夏长，秋收冬藏。

干令支冲，终岁纳贡。

【四时以序身不贵，五音相合体无累】

书法七十二字诀·乙品

诗可怡情，歌赋冥灵。

养正为公，玉笔化筋。

法明致方，意通浑圆。

凡圣空虚，去除机心。

见素自然，抱朴忘道。

上下响应，阴阳无形。

地势坤物，载魂聚魄。

大善小水，乾坤泰否。

修炼本元，书言唯一。

书法艺术具体教学实践，以理论为先导、欣赏为桥梁、摹写为契机，提升创作与艺术素养，进而达到身心灵和谐敦敏的境界，实现艺术治疗的效果。

二、临摹与创作交融的七种训练方法

当代著名书法家、鲁迅美术学院书法教授王大公先生认为，临帖是书法学习的唯一门径。无论初学书法者，还是小有成就者抑或有建树的书法家，都离不开临帖，离不开对传统的遵循和继承。在书法实践中，临摹与创作互为彼此，创作有境界的高下，临摹也有功底的深浅，而两者之间有机结合才是提升书法技艺的根本所在。临摹与创作是相互转化、相互促进的过程，即在创作实践中，有不断对传统的掌控和把握，在临摹过程中，有主体意识的浸透和浸入。具体做法是在学习的各个阶段对应地展开临摹与创作。王铎所谓"一日临帖，一日应请所"深刻地印证了这个道理。王大公先生总结出以下七种临摹与创作交融的训练方法。

（一）形式练习

1. 训练方法。改变原作章法，将其临摹成斗方、扇面、立轴、中堂、对联等样式。

2. 训练目的。通过章法的重新建立，提高认识单字结构、字组、行等因素的相应变化的能力。

3. 步骤与要求。主要有：①以某一书家的某一作品为例，尽心严格对临，做到章法、字法、字组、行字数、虚实关系、书写节奏等因素尽量接近原作；②分析并掌握原作章法结构、一般规律，画出章法分解图；③设计斗方、扇面、立轴、中堂、对联等章法示意图，并将原作改造临摹成以上诸形式。

（二）补白练习

1. 训练方法。按照从易到难的原则，依次遮住原作的几个字、一行或一个段落，进行补字、补行、补段练习，第一层次补原作的内容，第二层次补任意内容，但必须合乎所遮字数。

2. 训练目的。通过补白练习强化学生对原帖笔法、结字章法的理解与掌握。

3. 步骤与要求。主要有：①仔细观察体会某一名帖（碑）的单字及字组构成特征，找出一般规律；②做出它们的字轴线、字组轴线及行轴线；③遮住某字、字组、行及段落，背临；④以非原帖（碑）内容、字、词、句等填补所遮挡的位置；⑤检查填补部分笔法、字组、法等因素与原作的相似度。

（三）风格练习

1. 训练方法。选择同一书家不同时期的两件作品进行风格转化练习，即用 A 帖风格临写 B 帖内容，或以 B 帖风格临写 A 帖内容；选择不同书家的作品进行风格转化练习，即用 A 书家风格写 B 书家某作品内容，或用 B 书家风格书写 A 书家某作品内容。

2. 训练目的。提高对某一书家某一时期作品或某一书家整体风格的综合理解与把握能力。

3. 步骤与要求。主要有：①选择某一书家如米芾不同时期的作品《蜀素帖》与《苕溪帖》，选择不同书家如王羲之、颜真卿的作品《圣教序》与《祭侄文稿》，进行整体风格分析，明确相互间的特点；②风格转换临摹；③比较临作与范本间的风格共性与特点，进行有针对性的强化练习。

（四）空间练习

1. 训练方法。重新构造原帖（碑）局部空间与整体空间。

2. 训练目的。感受并分析字句与段落，重新构造组合所形成的新的风格样式。

3. 步骤与要求。主要有：①将原帖（碑）分字组、分行剪开，重新拼贴，拼贴时增大或减小字距、行距，临摹时进行调整，达到各种关系的和谐；②观察并分析临作与原帖空间异同给人的不同感受，比较各种状态中的情调差别。

（五）提按练习

1. 训练方法。以某一经典作品为例，进行接近原作线条粗细、提笔（比原作线细）、按笔（比原作线粗）练习。

2. 训练目的。判断、控制书写时所使用的力量以及认识改变原作线条的粗细对作品风格的影响。

3. 步骤与要求。主要有：①用三种不同提按方式临摹某一经典作品，观察提按不同对作品风格的影响；②用三种不同光洁度与不同渗水性的纸张进行提按转换临写并加以比较；③用三种不同硬度的毛笔进行提按转换临写比较。

（六）节奏练习

1. 训练方法。以某一经典作品为例，进行放慢、相近、加快节奏转换练习。

2. 训练目的。明确并理解不同的书写节奏对作品风格的影响。

3. 步骤与要求。主要有：①临写某帖节奏放慢，各段线条内部速度均放慢；②临写某帖，接近原帖速度，尽量不做明显的速度改变；③临写某帖，节奏加快，速度变化强烈；④从书写时的感觉和线条的质感两方面检查临写字迹，找出与自己性格和内心节奏较为吻合的一种，思考其原因。

（七）墨法练习

1. 训练方法。以不同的墨色临写同一经典作品。

2. 训练目的。认识并了解书法作品中墨色变化的丰富性及其对风格形成的影响。

3. 步骤与要求。主要有：①笔墨练习；②以不同墨色书写同一经典作品；③蘸墨练习；④蘸墨点变化练习。

第四节　书法疗法的应用

一、笔法与炼心

沈尹默，我国著名的书法家、诗人。他崇尚晋代"二王"的书法艺术，并广集历代书家所长，得其神韵而创立了独特典雅的个人风格。其工正行草书，尤擅长行书，精于用笔，于笔势、笔法多有阐发，其书法理论对书法界有深刻影响。《学书有法——沈尹默讲书法》一书中精炼学书心法：从执笔到运腕，在技巧中炼心。

（一）写字必须先学会执笔

写字必须先学会执笔，好比吃饭必须先学会拿筷子一样，如果拿筷子不得法，就会出现夹菜不方便的现象。用毛笔写字能与前章所说的规律相适应，就是书法中所说的笔法。

（二）写字要讲究笔法

讲究笔法是为了把每个字写好，写得美观。字的形体写得美观，首先要求构成形体的一点一画美观。运笔时，时时刻刻地将笔锋运用在一点一画的中间。笔的构成，我们是熟悉的，笔头中心一簇长而尖的部分便是锋，周围包裹着的短一些的毛叫作副毫。笔的这种构成，是为使笔头中间便于含墨，笔锋在点画中间行动时，墨水也随着在它行动所到之处流注下去，不会偏上偏下或偏左偏右，而会均匀渗开，四面俱到。这样形成的点画，自然就不会有上轻下重、上重下轻、左轻顺重、左重右轻等偏向的毛病。这就是书法家常说的"笔笔中锋"。书家们所写的字往往不同，结构短长疏密，笔画肥瘦方圆，可是有必然相同的地方，那就是点画无一不是中锋。

用毛笔写字时，行笔能够在一点一画中间，不是一件很容易做到的事情，笔毛即使是兔和鼠狼等兽的硬毛，也总归是柔的，使用时很不容易把控它，从头到尾使尖锋都在点画中行而一丝不走，这不是人人都能够做得到的。为了使笔锋能够随时随处都在点画当中，人们就利用手臂的作用，用腕去运已经走出中线的笔锋使它回到当中位置，所以向来书家都要讲运腕。但是单讲运腕是不够的，因为先要使这管笔能听从腕的指挥，才能每次将不在当中的笔锋，不差毫厘地运到当中去；若只顾运腕，而笔管却没有被五指握住，摇动而不稳定，那就无法如腕的意，腕要运它向上，它或许偏向下，要运它向左，它或许偏向右。因此，就得先练习执笔，执笔稳了，运腕才能奏功，运腕够奏功，才能达成"笔笔中锋"的目的，才能不仅懂得笔法，还可以实际运用笔法。

（三）五字执笔法

书法家向来对执笔有种种不同的主张，但是历史的实践经验告诉我们，只有一种是合理的，那就是唐朝陆希声所主张的，由二王传下来的撅、押、钩、格、抵五字执笔法。笔管是用五个手指来把握住的，每一个手指都各有它的用场，前人用撅、押、钩、格、抵五个字说明它的用场，是很有意义的。五指各自照着这五个字的含义去做，才能把笔管抓稳，才好去运用。

撅字是说明大指的用场的。撅是按的意思。大指用力紧贴笔管内方，好比吹笛子时用指撅着笛孔一样，但是要斜而仰一点。

押字是说明食指的用场的。"押"有约束的意思。食指第一节斜俯着用力贴住笔管外方，和大指内外配合起来，约束笔管。这样一撅一押，笔管就抓稳了，但还得利用其他三指来帮助它们完成执笔任务。

钩字是说明中指的用场的。大指食指已经将笔管捉住了，再用中指的第一节、第二节两节弯曲钩着笔管外面。

格字是说明无名指的用场的。格取挡住的意思。无名指用指甲之际紧贴着笔管，用力把中指钩向内的笔管挡住向外推。

抵字是说明小指的用场的。抵是垫着、托着的意思。无名指力小，不能单独挡住和推着中指的钩，还得要小指来衬在它的下面去加一把劲，这样无名指才能够起作用。

五指像这样结合在一起，笔管就会被它们包裹得很紧。除小指贴在无名指下面外，其余四指都实实在在地贴住笔管。综上所述，能够照这样执笔，可以说已经打好了写字的基础，站稳了第一步。

（四）运腕

指法掌握了，还得要掌握腕法，就是黄山谷论书时所说的"腕随己左右"。这就需要讲到全臂的作用，因为用笔不但要懂得执法，而且必须懂得运法。执是手指的职司，运是手腕的职司，两者互相结合，才能完成用笔的任务。照着五字法执笔，手掌中心自然会虚着，这就达到了"指实掌虚"的要求。掌不但要虚，还得竖起来。掌能竖起，腕才能平；腕平，肘才能自然而然地悬起；肘腕并起，腕才能够活用。肘总比腕悬得高一些，腕却只要离案一指高低就行，甚至再低一些也无妨。但是，不能将竖起来的手掌根部的两个骨尖同时平放在案上，需将两个骨尖之一，交替着切近案面。因此捉笔也不必过高，过高了，徒然多费气力，于用笔不会增加多少好处。这样执笔很合乎手臂的生理条件。写字和打太极拳有相通的地方，太极拳每当伸出手臂时，必须松肩垂肘，运笔也要把肩松开，不然全臂就要受到牵制，不能灵活往来；捉笔过高，全臂一定也须抬高，臂肘抬高过肩，肩必耸起，关节紧接，运用起来自然就不够灵活了。

前人把悬肘悬腕分开来讲，小字只用悬腕，大字才用悬肘。其实，肘不悬起，就等于不曾悬腕，因为肘搁在案上，腕即使悬着，也不能随己左右灵活地运用腕，这是不言而喻的事情。

以上所说的指法、腕法，写四五分以至五六寸大小的字是最适用的，写过大的字就不该死守这个执笔法则，就是用掌握管，亦无不可。

二、在笔迹心理学中的应用

弗洛伊德的潜意识理论指出，人的绝大多数行为是由潜意识决定的。

笔迹书写的动作和人的其他动作一样并不是杂乱无章的，都有其自身规律。数次重复的书写已经成了无意识地、自发地和不经自我分析地做出的动作。在笔迹书写时，书写者意识注意的中心是文字的规定结构，而对写画笔迹线条无任何约定俗成的规定性，对制造笔迹线条的主动触觉同样无任何规定性，书写者无意于用笔迹线条去表达与他人交流的含义。人们通常都关注文字规定的结构和文字的内容，而笔迹书写的线条不是我们意识控制的中心，它在未受意识影响的个性心理的无意识暴露的同时成为一种无意识的记录。我们把这种现象称为笔迹线条的双重无意识，即笔迹线条既是无意识的表露，同时又是可供观察的无意识记录。因为书写者和其他人都不把写画笔迹线条当作交流的形式，它是一种非社会性的动作，它完全按照书写者个人的习惯和适应性进行，社会规则不对它进行干预，所以这种自我中心动作得到了充分的空间，享有充分的个性。

（一）生理学基础

1. 人类大脑是笔迹形成的物质基础。笔迹是人类书写活动的结果，书写是大脑的反射活动，大脑是笔迹形成的物质基础。从书写的生理机制来看，它是大脑对外界刺激做出的应答性反应，即书写的产生是客观世界的各种刺激作用于视觉、听觉和其他感受器，并由相应的传入神经传到中枢——大脑，经大脑一系列的心理、生理综合分析过程，才得以发出指令，然后再由相应的传出神经将指令传至效应器——手，才使书写动作得以进行。可见，书写活动是由"感受器—传入神经—中枢—传出神经—效应器（手）"这5个部分组成的弧状结构过程。

2. 这一过程的顺利进行依赖于视觉。感受器和各级神经元功能的正常发挥，尤为依赖大脑。可见，书写的顺利进行有赖于大脑极其复杂的各个机能系统间的协调活动，其中任一个环节的功能发生故障，都会使书写的进行受到影响。

3. 生物遗传因素对笔迹形成的影响。如前所述，书写是以大脑为中枢，以各级神经元、感受器、效应器之间的电生化传导为通路组成的弧状结构过程。因此，笔迹的形成必然受到书写者的脑、神经细胞的构置特点和神经冲动的电生化传递特点的制约，而这些因素通常是由生物遗传因素所决定的。每一个个体从上一代那里获得包含在DNA（脱氧核糖核酸）中的遗传信息，遗传信息决定了大脑皮层细胞配置和细胞层结构的个体差异。苏联心理学家研究发现，人的大脑皮层细胞配置特点及细胞层结构特点，影响着人的高级神经活动的特点。

4. 书写活动与整个神经中枢有关。书写活动与大脑的关系最为密切，它是脑神经、肌肉等器官协同操作的结果。高级神经活动类型的特点影响着书写活动的特点，并通过这一结果——笔迹形成的特征反映出来。高级神经活动类型的特点对书写活动的制约，也可以从气质类型与笔迹特征之间的关系中反映出来。

（二）社会学基础

笔迹与人的社会环境、生活经历、年龄阶段、文化水平和精神面貌等有密切的关系。不同的历史时期，由于政治、经济、文化、思想、观念的不同，文字的书写也有着各自不同的风格，如"晋人尚韵，唐人尚法，宋人尚意，明人尚姿，清人尚变"等。实际上这种各个时期不同的风格，也正是各个历史时期的差异所在。一个从小生活优越的人与一个从小在艰苦环境下长大的人，其字体在字态、字势、风格等多方面存在着差异。即使是同一个人，在不同的时期，笔迹特点也不同。学生时代的字，由于还没有定型，笔画稚嫩、工整、拘谨；中年时期的字，笔画熟练、流畅，个性突出；老年时候的字，笔画老辣，略显僵硬。心境不同，笔迹也不一致，心态平和时，所写笔迹端庄秀丽；心情急躁时，笔迹也浮躁潦草，等等。但在相当长的一段时间内，字体的主要特征是不变的。只是近期的字更能反映书写者最近较稳定的个性特征、情绪变化、心理特点等。笔画的特点也能反映个人的性格特征，如笔画直显示其是理性的，弯曲显示其是感性的；断笔显示其是理性的，连笔显示其是感性的。不同的笔画反映的意义不一样：横能反映稳定性、平衡性；竖能反映原则性、意志力；撇能反映决策力、果断性；捺反映情感性、多情性；点能反映目标性、方向性；折能反映灵活性、延展性；勾能反映挑战性、好斗性；拐能反映忍耐性、抗压性。

（三）结构分析方法

1. 疏密型。字写得比较密说明书写人与人沟通交流能力比较强，喜欢与人沟通交流；字写得比较稀疏说明书写人对人防备心理比较重，不太愿意敞开心扉与人真诚交往。

2. 纵横型。字呈纵势，即字比较长，说明这个人比较进取；字体呈横势，说明这个人性格比较稳定。

3. 倾向型。整体文字呈右上倾向及左斜，反映书写人性格积极，自我意识比较强；整体文字呈右下倾向及右斜，反映书写人性格消极，自我意识比较弱。

4. 伸缩型。文字整体下缩，表示书写人自我成长不足、自卑；整体文字下伸，表示书写人性格比较压抑，有宣泄需求；整体文字左展，表示书写人理想主义非常强；整体文字右伸，表示书写人安全感强，敢于探索。

根据结构的不同，字体也可按形象分为成人式、父母式、青春式、儿童式、堡垒式、舞女式、乱麻式、倾斜式。

（四）章法分析方法

1. 核心理念。随机选择的字的不同可以反映出每个人的价值观和性格特征。

2. 深层的心理心境。字迹是否工整，字体是否相连过多等。

3. 性格特征。通篇是否一致，是否具有稳定性、多重性、可塑性等。

4. 社会的心理特征。字体是否过大过小和字间距、行距是否过大过小。如果过大则说明沟通协调能力存在问题或性格极端化，反之亦然。

对于有心理问题的人和有精神疾病的人，我们可以通过他们写的字做出一些判断，如有心理问题的人所写的字具有膨胀、纠结、扭曲、极端等特征；有精神疾病的人所写的字具有混乱、错位、刻板、残破等特征。

（五）最常见的笔迹特征

第一类，下笔轻重反映了人精神和肉体的能量。下笔重者表明其生命力强、自信、专横、顽固；下笔轻者则说明书写人敏感、主动性差、缺少勇气和抵抗力。

第二类，笔画的结构方式代表了书写人面对外部世界的态度。一笔一画标准反映了书写人办事认真、通情达理、纪律性强；笔画过分伸展、书写方式夸张则反映了书写人爱虚荣和随时想引起别人注意的心理特点。

第三类，字体的大小是自我意识的反映。大字形是情感强烈、善于表现自己和自我为中心的体现；小字形则反映了书写人具有精力集中、细致、焦虑和自我压抑的心理特点。

第四类，连笔程度反映着思维与行为的协调性。连笔笔迹反映出书写人具有较强的判断、推理能力和恒心；不连笔笔迹则反映了书写人具有分析能力、比较节制和独立性强的个性特点。

第五类，字和字行的方向是人自主性及与社会关系的反映。字行上倾表明书写人热情、有勇气、有抱负；字行下倾则反映了书写人具有情绪低沉、悲观、失望、气馁的心理特征。

第六类，书写速度与人理解力的快慢有关。缓慢型书写是小心谨慎、遵守纪律和思维速度慢的反映；快速型则表明书写人反应快，观察、抽象、概括能力强和恒心不足。

第七类，整篇文字的布局反映着书写人面对外部世界的态度和占有方式。它包括字距、行距和页边空白几方面。如果整篇字向左页边靠，就反映出书写人留恋过去，追求，安全感和对未来勇气不足的心理状态；整篇字向右页边靠，则是向往未来和有勇气面对未来心理特点的反映。

三、在中小学生行为纠偏中的应用

根据笔迹心理学的理论，我们首先让小学生在一张白纸上抄写一段文字，分析其心理特征，然后根据存在的问题，选择合适的碑帖，进行楷书、隶书，或者篆书的训练。

根据笔迹心理学的原理，从以下九个方面对学生的日常书写做简单的笔迹分析：①笔力；②笔势；③结构；④笔画粗细；⑤字间距；⑥笔画间距；⑦书写的姿势；⑧书写的速度；⑨整体章法布局。

通过笔迹分析了解小学生基本性格特征以及存在的问题，再结合平时的行为存在的问题，进行为期21天至90天的书写训练，逐步养成书写习惯，纠正一些不良行为。书写训练尤其对中小学生以下行为效果显著：字体小的，可以通过写大字建立自信；笔迹潦草的，可以训练其放慢速度，培养认真的习惯；喜欢打架的，训练其调整笔画和字间距，让学生学会控制，纠正笔画纠缠、字与字之间互相侵犯的毛病后，孩子内心的秩序感渐渐建立；对于专注力不够的儿童，书写训练使孩子内心平静，做到笔随心走、笔到意到，将专注力放在一件事上，久而久之，可以获得治疗。

对于内心极度不自信、退缩、胆小者，我们尝试用米宫格对其进行楷书书写训练。首先对中小学生进行笔画训练，用永字八法在空中书写笔画，缓慢地书写，配合匀长缓慢的深呼吸，将基本笔画书写得舒展、大方、匀称，掌握起笔、行笔、收笔时的动作，调整其书写习惯。在这样的训练过程中，治疗对象慢慢地进入放松、舒服的状态，改变原来的书写心理和书写习惯。然后再用笔在纸上训练。

楷书的书写训练适用于儿童尤其是注意力不集中的儿童，还适用于性格急躁、没有耐心的成人。经过"永字八法"的基本笔画训练后，再选择适合自己的楷书字帖，按照"席殊八正习字法"，每日选择固定的时间，坚持训练一段时间，治疗对象的心性慢慢开始变得宁静、专注，其浮躁心性得到收敛。胆小的慢慢开始大方；退缩的、自卑的，通过笔画舒展的训练，慢慢开始自信；固执的、生硬的，随着书写笔画的柔和、稳定，变得随和；急躁、没有耐心的，每日从十五分钟，慢慢开始做到宁静练字半小时，甚至更长的时间。

四、在亚健康群体中的应用

（一）古人习字修身的方法与实践

唐太宗李世民："夫欲书之时，当收视反听，绝虑凝神，心正气和，则契于玄妙。心神不正，字则欹斜；志气不和，字则颠仆。"

清代周星莲："作书能养气，亦能助气。静坐作楷法数十字或数百字，便觉矜躁俱平。若行草，任意挥洒，至痛快淋漓之候，又觉灵心焕发。"

清代杨宾："学书必先清心。将欲临池，先扫心地，使之一念不杂，静如止水。"

曾国藩作为文韬武略的大思想家，劝其弟沅浦"在忧危忙乱中，不可废习字功夫。每日临帖一百字，收敛浮躁心气"。

临书习字，按照敬字功夫的要求，每日拿出笔墨纸砚，先打扫心地，端正坐姿，做深呼吸五次约五分钟，使自己的心念专一，然后慢慢临摹字帖，逐步培养"敬"字功夫。

（二）亚健康群体书法疗法实操

第一步：先正身，再正字。

具体要求：①整理桌面（左书、右本、前文具）；②端正坐姿（头正、身直、足安）；③调整座椅；④注意执笔。

第二步：先静心再查找。

具体要求：①深呼吸（做五次深呼吸）；②闭上眼睛（轻轻地、微微地）；③查找就是读帖，观察范字；④查找"二要"，宫点，部件。

第三步：临摹。

具体要求：①临摹要做到意在笔先，笔到意到，笔断意连；②下笔稳、准，看准了再下笔；③笔写到哪，心跟到哪；④描临结合；⑤要"写"不要"画"，拒绝涂改。

五、在精神障碍和抑郁群体中的应用

对于精神障碍和抑郁群体，首先让治疗对象书写，然后做笔迹分析。明确知道治疗对象的问题所在，有针对性地根据治疗对象的笔迹开展书写训练，除以上的训练方法之外，还要培养治疗对象欣赏书法作品、鉴赏书法作品的能力。慢慢培养治疗对象练字的兴趣，转移治疗对象的注意力，让其心理健康因为欣赏书法、沉浸于训练书写的过程而慢慢得到改善。

参考文献

[1]傅宏.儿童心理咨询与治疗第3版[M].南京：南京师范大学出版社，2019.

[2]郝琴.舞动理论与实践[M].北京：九州出版社，2021.

[3]兰倩.艺术与心灵基于荣格心理分析理论的西藏艺术研究[M].北京：中国纺织出版社，2021.

[4]刘镓玮.演员表演训练戏剧表演中的超个人心理学方法[M].北京：中国戏剧出版社，2021.

[5]路华钊.声乐演唱的心理调控与舞台艺术处理[M].北京：中国书籍出版社，2022.

[6]孟姝芳.生命与艺术朱光潜心理美学思想研究[M].太原：山西人民出版社，2020.

[7]王滔.特殊儿童心理咨询与康复指导[M].重庆：重庆大学出版社，2020.

[8]王玉娟.舞蹈艺术解读与舞蹈治疗[M].长春：吉林人民出版社，2020.

[9]张畅芯，李孝洁，黄昭鸣.情绪与行为障碍的干预[M].南京：南京师范大学出版社，2021.

[10]张刃.音乐治疗第2版[M].北京：机械工业出版社，2020.

[11]张颖.存在主义时代的理论与艺术[M].北京:文化艺术出版社,
2020.

[12]周巧,李丹,洪显利,等.特殊儿童表达性艺术活动设计与指导
[M].重庆:重庆大学出版社,2021.

图书在版编目（CIP）数据

艺术治疗：理论、方法和应用 / 杜喆著. -- 湘潭：
湘潭大学出版社，2024. 8. -- ISBN 978-7-5687-1478-5

Ⅰ．R749.055

中国国家版本馆 CIP 数据核字第 2024N5A979 号

艺术治疗：理论、方法和应用

YISHU ZHILIAO : LILUN、FANGFA HE YINGYONG

杜喆 著

责任编辑：刘文情
封面设计：张 波
出版发行：湘潭大学出版社
社　　址：湖南省湘潭大学工程训练大楼
电　　话：0731-58298960 0731-58298966（传真）
邮　　编：411105
网　　址：http://press.xtu.edu.cn/
印　　刷：长沙鸿和印务有限公司
经　　销：湖南省新华书店
开　　本：710 mm×1000 mm 1/16
印　　张：11.75
字　　数：201 千字
版　　次：2024 年 8 月第 1 版
印　　次：2024 年 8 月第 1 次印刷
书　　号：ISBN 978-7-5687-1478-5
定　　价：60.00 元